Barbara Simonsohn

Gerstengrassaft
»Verjüngungselixier
und naturgesunder Power-Drink«

Schnell zubereitet und urgesund
wirkt Gerstengrassaft wahre Wunder

Ein perfektes Lebensmittel mit einem
vollkommenen Vitalstoffkomplex

W0058038

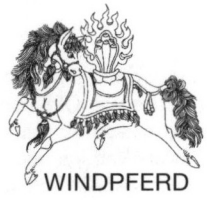

WINDPFERD

Wichtiger Hinweis

Die in diesem Buch wiedergegebenen Informationen sind sorgfältig recherchiert worden und werden nach bestem Wissen und Gewissen weitergegeben. Gleichwohl übernehmen weder der Autor noch der Verlag Haftung für Schäden irgendeiner Art, die direkt oder indirekt aus der Anwendung oder Verwendung der Angaben in diesem Buch entstehen.

Die in der vorliegenden Schrift angegebenen Informationen sind ausschließlich für Interessierte und zur Fortbildung gedacht und keinesfalls als Diagnose- oder Therapieanweisungen im medizinischen Sinne zu verstehen. Bei Verdacht auf Erkrankungen empfehlen wir unbedingt den Besuch bei einem Mediziner oder Heilpraktiker und raten ausdrücklich von der Selbstdiagnose und -behandlung ab.

Bildnachweis

S. 6: Ulla Mayer-Raichle
S. 11, 19, 27, 32, 39, 76, 77, 78, 79, 119, 196: Theo Hodapp
S. 10, 14, 17, 65, 66, 84, 85, 86, 87: Green Foods Corporation, Europe
S. 56: Doris Diekelmann aus „Heilpflanzen der Bibel"
S. 62, 63: Ann Wigmore Institut
S. 166, 168, 171, 173, 178: Schneelöwe Picture

12. Auflage 2009
© 1999 by Windpferd Verlagsgesellschaft mbH, Oberstdorf
www.windpferd.de
Alle Rechte vorbehalten
Umschlaggestaltung: Kuhn Grafik, Digitales Design, Zürich, unter Verwendung eines Fotos von Ulla Mayer-Raichle
Lektorat: Brigitte Gabler, Korrektorat: Gabriele Wurff
Gesamtherstellung: Schneelöwe Verlagsberatung & Verlag, Oberstdorf
Printed in Germany · ISBN 978-3-89385-432-5

Inhaltsverzeichnis

Danksagung

Zur Entstehung dieses Buches haben wieder viele Menschen mit ihrer Liebe, Zeit und Energie einen Beitrag geleistet. Mein Dank und meine Anerkennung gehen an meine Verlegerin, die mich darin unterstützt hat, über ein weiteres im deutschen Sprachraum „jungfräuliches" Buchthema zu schreiben, vor allem an die Buchautorin Halima Neumann, die viele Stunden damit verbrachte, mein Manuskript zu lesen, und von der ich viele wertvolle Tips und Anregungen und einige Gerstengrasrezepte bekommen habe. Ich danke meiner Freundin Brit für ihre Recherchen und dem Entwickeln von schmackhaften und gesunden Rezepten mit Gerstengras. Außerdem danke ich Harald Tietze aus Australien, der mir die Unterlagen für sein Buch „Green Medicine" mit vielen Erfahrungsberichten von Gerstengras-Nutzern zu Verfügung gestellt hat. Ich danke meinen Kindern Freya und Michael, die Rezepte und Gerstengrastabletten „testeten" und mir freundlich, aber auch bestimmt ihre Meinung zum Thema „lecker oder nicht" sagten.

Ich danke Dr. Swope, Dr. Yoshihide Hagiwara und Ann Wigmore, Gesundheits-Pioniere, die mich durch ihre Bücher über die gesundheitlichen Vorteile von Gerstengras und anderen Getreidegräsern inspiriert und für mein Buchthema begeistert haben. Aus ihren Büchern spricht eine tiefe Liebe zu den Menschen und der Glaube daran, daß wir uns von unseren jetzigen Gesundheitsproblemen befreien können, wenn wir uns wieder mit der Kraft der Natur und dem Willen des Schöpfers verbinden.

Zudem danke ich Frau Lebrato von der Firma „allcura" für das Korrekturlesen einiger Kapitel und Herrn Van de Kelder von „Green Foods Corporation Europe" in Brüssel für das Bereitstellen von wissenschaftlichen Studien über die ge-

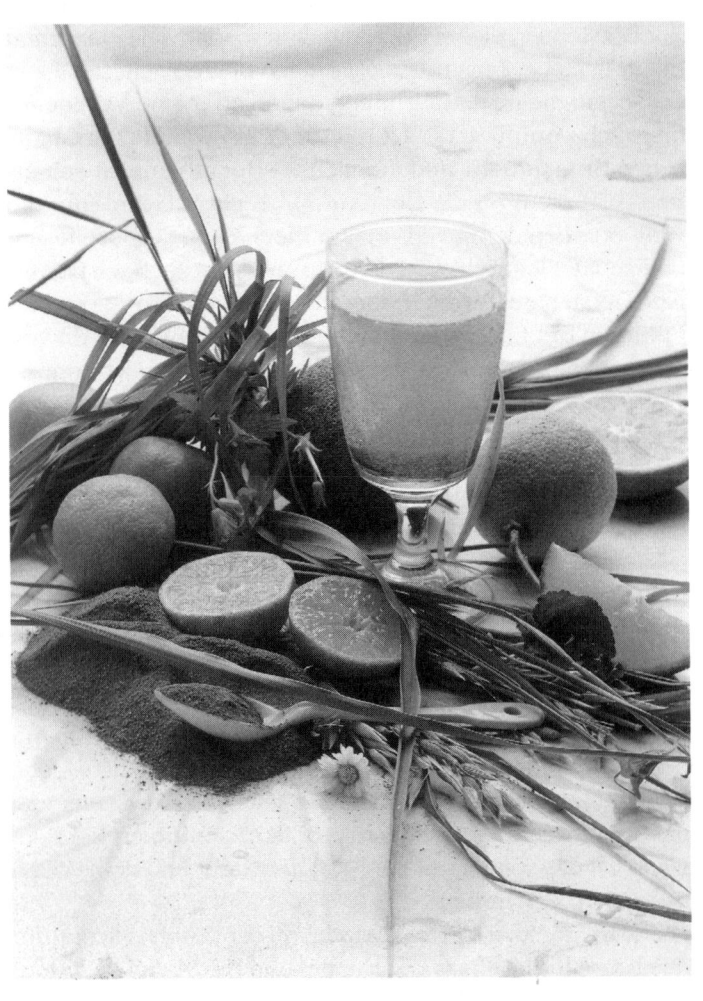

sundheitlichen Vorzüge von „Green Magma", einem Gerstengraspulver, und für umfangreiches Fotomaterial. Ich danke außerdem den Firmen „Pines International" und „Wakunaga of America" in den USA, „Arise & Shine", „Fitness 2000" und „Melrose Company" in Australien, „Bionika Versand", „Keimling Naturkost", „Papaya Vera", „Pura Vita", „Positive Produkte", „Sanos GbR", „Sanatur", „Spira Verde Versand", und für die Hintergrundinformationen über Gerstengras und ihre Gerstengrasprodukte. Danken möchte ich an dieser Stelle auch dem Öko-Bauern und Philosophen Baldur Springmann für seinen Beitrag über das Wunder der Photosynthese, und der Buchautorin Monika Helmke-Hausen für ihre medial empfangenen Botschaften über die segensreichen Auswirkungen von Gerstengrassaft auf Körper, Seele und Geist. Dem „Living-Food Institute" in Schweden danke ich für wertvolle Informationen über Weizengraskuren sowie die englischen Bücher von Ann Wigmore. Außerdem danke ich Theo für seine liebevolle Unterstützung und Geduld bei Computerproblemen und bei den „Überstunden", die er in der Endphase dieses Buches bei der Betreuung unserer beiden Kinder leistete.

Mein Gerstengras-Schlüsselerlebnis

Vor mehr als zwanzig Jahren war ich das erste Mal in der Findhorn-Gemeinschaft im Norden Schottlands, einer spirituellen Gemeinschaft, in der ganzheitliche Heilweisen gelehrt und gelebt werden.

Sonntag morgens, alle schienen noch zu schlafen, ging ich in die Küche von Cluny Hill College, um mir einen Kräutertee zuzubereiten. Als ich die Schwingtür aufmachte, war ich ganz erstaunt, so früh – es war erst kurz nach sechs – jemanden zu treffen. Es war David, ein gutaussehender Israeli, den ich am Vortag in einem Workshop kennengelernt hatte. Ich begrüßte ihn und war überrascht, daß er scheinbar Gras in einen silberfarbenen Fleischwolf stopfte, aus dem schubweise gritzegrüner Saft in eine Schale floß. „Was machst Du denn da?", fragte ich ihn ganz verwundert. „Ach", meinte er etwas verlegen, „ich mache mir nur gerade Gerstengrassaft." „Und warum?" Dann erzählte David, daß er Magenkrebs hatte, aber, seitdem er täglich frischgepreßten Gerstengrassaft trank, völlig ohne Beschwerden sei. „Sobald ich nachlässig und faul werde und mit dem Gerstengrassaft aufhöre, meldet sich der Krebs wieder!" meinte er mit einem strahlenden Lächeln.

Ich erfuhr, daß David, bevor er nach Findhorn gefahren war, einen Freund in London gebeten hatte, für ihn Gerstengras auf der Fensterbank anzubauen. Von diesen „Gerstenfelder" hatte David dann auf dem Weg nach Findhorn, während eines Stops bei seinem Freund, das Gras geerntet, in Plastiktüten verpackt und mit nach Findhorn genommen. Dort hatte man ihm einen Kühlschrank zur Lagerung des Gerstengrases zur Verfügung gestellt. So konnte er jeden Tag ein kleines Glas Gerstengras in einem handbetriebenen Weizengrasentsafter, den ich irrtümlich für einen Fleischwolf gehalten hatte, auspressen.

Getreidegräser als Krebsheilmittel und in der Suchttherapie

David erzählte mir noch eine Menge über die gesundheitlichen Vorzüge von Grassäften. Und er gab mir die Telefonnummer von Ann Wigmore, die in ihrem Hippokrates Health Institute in Boston durch ihre Gerstengras- und Weizengrassaftkuren für Krebskranke und drogenabhängige Jugendliche berühmt geworden war. Seit dieser Zeit baue ich Gerstengras und Weizengras auf der Fensterbank an und freue mich über das satte, saftige Grün, das nicht nur Labsal fürs Auge, sondern auch eine Wohltat für Körper und Gemüt ist.

In den USA gibt es vegetarische Restaurants, Wellness-Hotels, Health-Food-Stores, Naturkostläden und Saftbars, in denen man nicht nur wirklich *frisch* gepreßte Frucht- und Gemüsesäfte, sondern auch frischen Gerstengras- und Weizengrassaft trinken kann.

Davon träume ich noch in Deutschland, aber, „Selbst ist die Frau": Der Anbau zu Hause oder im Urlaub ist einfach und macht Spaß. Außerdem gibt es getrocknetes Gerstengras auch als Pulver zum Anrühren oder in Tablettenform in Reformhäusern und Naturkostläden und im Versand zu kaufen. Für diese hochwertigen natürlichen Nahrungsergänzungsmittel wird das biologisch angebaute Getreide zum Zeitpunkt der größten Nährstoffdichte, kurz vor Eintritt der Ähre in den Halm, man nennt dies auch „jointing point", geerntet und unter Körpertemperatur ausgepreßt und getrocknet.

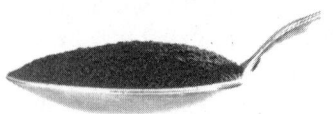

Gerstengraspulver ist in Japan bereits das beliebteste und somit meistverkaufte Nahrungsergänzungsmittel

Gerstengrasextrakt:
Das beste „Fast Food" der Natur

Dr. Hagiwara bezeichnet Gerstengraspulver als „bestes Fast Food der Natur", und das von ihm patentierte Gerstengraspulver „Green Magma" ist das meistverkaufte Nahrungsergänzungsmittel in Japan (in diesem Zusammenhang ist vielleicht die Tatsache interessant, daß die Japaner die längste Lebenserwartung unter allen Industrienationen haben. Gibt es da vielleicht einen Zusammenhang?) und entwickelt sich auch in den USA zum „Renner".

Man rührt das grüne Pulver, das nach Spinat bzw. Gras duftet und schmeckt, einfach mit stillem Wasser an. Wem der Geschmack zu langweilig ist, der kann das Pulver auch mit Bananen-, Trauben-, Ananas- oder Birnensaft (möglichst

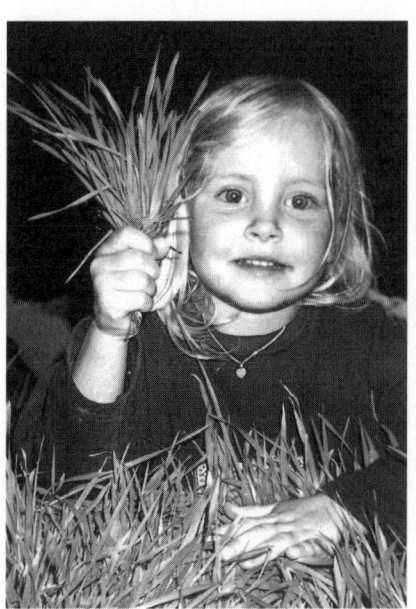

Ein möglichst vollkommenes Angebot an Vitalstoffen [wie Gerstengrassaft (-extrakt)] schützt unsere Kinder vor Krankheiten und versorgt ihren Körper mit allem, was er benötigt, um seine Abwehr- und Selbstheilungskräfte zu stärken

aus biologischem Anbau) anrühren und den Saft mit einem Teelöffel Afa-Algen-Pulver, mischen. Jeder, auch derjenige, der zum Grasanbau zu Hause keine Lust oder Zeit hat, kann somit von den vielen gesundheitlichen Vorzügen von Gerstengras profitieren!

Gerstengras ist nicht nur ein potentes Heilmittel, wie mir David in Findhorn glaubhaft demonstrierte, sondern beugt auch ernährungsbedingten Krankheiten vor, indem es den Körper mit Vitalstoffen versorgt, die in unseren Nahrungsmitteln nicht mehr ausreichend vorhanden sind. Die Selbstheilungskräfte des Körpers werden gestärkt, die Streß-Belastbarkeit vergrößert und der Körper wird in die Lage versetzt, sich gegenüber Krankheitskeimen selbst zu helfen.

Gerstengras: Ein ganzheitliches Lebensmittel zur Lösung unseres Ernährungsproblems

Unsere Nährstoffdefizite werden immer gravierender

„In Deutschland sind wir weit von der optimalen Ernährung entfernt", so der international anerkannte Vitaminforscher Dr. Dr. Karlheinz Schmidt, Professor für Experimentelle Medizin an der Universität Tübingen. Man schätzt die Kosten für ernährungsbedingte Krankheiten bei uns auf 80 bis 100 Milliarden Mark pro Jahr. Diese Zahlen sind nicht nur volkswirtschaftlich gesehen erschreckend, sondern dahinter verbirgt sich das gesundheitliche Elend von Millionen, die an chronischen Erkrankungen wie Arteriosklerose, Krebs, Rheuma, Multiple Sklerose oder Diabetes leiden. Fast ist es eine Seltenheit geworden, an Altersschwäche zu sterben: Die allermeisten sterben an ihren Krankheiten.

Die Menschen „verhungern an vollen Töpfen" angesichts der verbreiteten Fehlernährung und Mangelernährung mit Vitalstoffen. Hinzu kommt eine schleichende, kaum bekannte Nährstoff-Misere: Äpfel enthalten nur noch 20 % des Vitamin-C-Gehaltes, Fenchel nur noch ein Fünftel so viel Betakarotin, Brokkoli nur noch ein Drittel soviel Kalzium und Möhren nur noch knapp die Hälfte so viel Magnesium wie vor nur zehn Jahren. Bei anderen Obst- und Gemüsesorten sieht es nicht besser aus.[1] Schuld sind ausgelaugte Böden, lange Transportwege und Lagerung und das Zerkochen auf dem eigenen Herd. Dabei brauchen wir heute aufgrund unserer zunehmend belastenden Lebensbedingungen wie Streß,

Smog und Lärm nicht weniger, sondern *mehr* Vitalstoffe als vor zehn Jahren. Vitalstofflücken und als Folge Krankheiten sind vorprogrammiert.

Das Wissen um die Bedeutung von Nährstoffen und Nahrungsergänzungsmitteln mit präventiven und therapeutischen Eigenschaften wächst nicht nur bei Wissenschaftlern und Buchautoren, die sich mit diesem Thema befassen, sondern auch langsam in der allgemeinen Bevölkerung. Der Wille zu einem gesunden Lebensstil ist schon erstaunlich weit verbreitet, allerdings fehlt es den meisten an Motivation, die gewonnenen Erkenntnisse auch im Alltag zu praktizieren. Bequemlichkeit und anerzogene – und durch die Werbung zementierte – Ernährungsgewohnheiten stellen bei vielen ein unüberwindliches Hindernis auf dem Weg zu einem gesünderen Leben dar. Gerstengras-Extrakt, leicht verfügbar und sekundenschnell zuzubereiten, könnte diese Schere schließen und zu einer Positivspirale führen: Je mehr

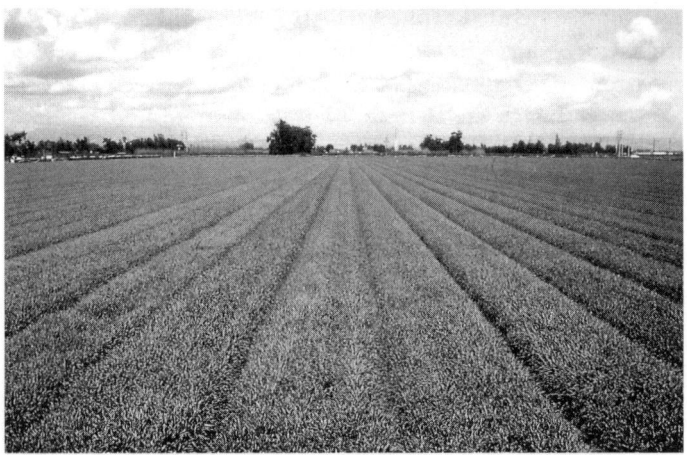

Je mehr Vitalstoffe wir aufnehmen, desto mehr Power haben wir – reine Vitalstoffe in vollkommenster Form liefert nur die Natur

Vitalstoffe wir aufnehmen, desto mehr Power haben wir, uns für einen gesunden Lebensstil zu entscheiden.

In der Presse spielen „Antioxidantien" zur Krankheitsprophylaxe und Verzögerung von Alterungsprozessen eine große Rolle. So schreibt das Ministerium für Landwirtschaft der USA in ihrer Empfehlung von 1995: „Die antioxidativen Nährstoffe in Nahrung pflanzlicher Herkunft (Vitamin C, Karotin, Vitamin E und das Mineral Selen) sind gegenwärtig von großem Interesse für Wissenschaftler und für die Öffentlichkeit aufgrund ihres potentiellen Nutzens zur Verringerung des Risikos, an Krebs und anderen chronischen Krankheiten zu erkranken."

Synthetisch hergestellte Vitamin- und Mineralstoffe werden problematisiert

Viele Nahrungsergänzungsmittel weisen nur einen oder zwei isolierte Antioxidantien, teilweise sogar synthetischen Ursprungs auf. Es gibt aber Hunderte teilweise noch nicht entdeckte Wirkstoffe in Pflanzen, die auf sehr komplexe Art und Weise zusammenwirken und gegenseitig als Katalysatoren arbeiten und synergetische, sich gegenseitig unterstützende Effekte haben. Wenn wir uns nur ein oder zwei isolierte Vitamine oder Mineralien zuführen, kann unser gesamter Vitamin- und Mineralstoffspiegel aus dem Gleichgewicht kommen.

Synthetisch hergestellte Vitamin- und Mineralstoffe geraten immer mehr in die Diskussion. Für Chemiker ist Ascorbinsäure und das Vitamin C der Acerola-Kirsche chemisch ein und dasselbe. Künstliches, isoliertes Vitamin C wird allerdings vom Körper ganz anders verstoffwechselt und kann zu Belastungen wie Allergien führen.

In Pflanzen sind mittlerweile mehr als 600 Betakarotine mit verschiedenen Wirkstoffen identifiziert worden, die käuflichen Betakarotin-Präparate enthalten davon maximal drei. Studien in USA und Norwegen, in denen ehemalige Raucher Betakarotin-Präparate bekamen, mußten abgebrochen werden, weil die Beteiligten ein höheres Lungenkrebsrisiko hatten als der Durchschnitt ehemaliger Raucher.[2] Bei dem Verzehr von nur einer Möhre am Tag reduzierte sich ihr Krebsrisiko um vierzig Prozent! In isolierten Präparaten fehlen Nährstoffe wie Vitamine, Flavonoide, Enzyme und Spurenelemente, die zu einem sich gegenseitig unterstützenden synergetischen Effekt führen oder die Funktion des Wirkstoffs überhaupt erst ermöglichen. Lebensmittel, die in der Natur vorkommen, werden vom Körper viel besser ausgewertet, man spricht dabei von optimaler „Bio-Verfügbarkeit."

Gerstengras-Extrakt, ein ganzheitliches Lebensmittel natürlichen Ursprungs mit hoher Bio-Verfügbarkeit

Bei Gerstengras-Extrakt in Pulver- oder Tablettenform handelt es sich um ein *ganzheitliches Lebensmittel-Konzentrat natürlichen Ursprungs*, in dem alle Nährstoffe und Phyto-Chemikalien von grünen Gerstengräsern in einem natürlichen Verhältnis vorhanden sind. Seine Ganzheitlichkeit ist es, die Gerstengras zu einem so effektiven Nahrungs- und Heilmittel macht. Die einzelnen Bestandteile wie Enzyme, Mineralstoffe und Vitamine wirken in diesem lebendigen, enzymaktiven Nahrungsmittel auf synergetische Weise („das Ganze ist mehr als die Summe seiner einzelnen Teile") zusammen und verstärken dabei ihre positiven Wirkungen auf unsere Gesundheit.

Gerstengrasextrakt enthält alle die Nährstoffe, wie sie in biologisch angebauten Gerstengräsern vorkommen, im natürlichen Verhältnis und in dem Zustand, wie er von der Natur geschaffen wurde.

Es liegen, vor allem dank der unermüdlichen Aktivitäten von Dr. Hagiwara, mittlerweile eine Fülle von in Jahrzehnten gesammelten wissenschaftlichen Studien über die gesundheitlichen Vorzüge von Gerstengras-Extrakt vor. Zehn Prozent aus dem Erlös des von ihm entwickelten und patentierten „Green Magma" wird in weitere Forschungsprojekte investiert.

Vitalstofflücken sind bei unserer üblichen Ernährung vorprogrammiert. Der Griff zur Multivitamin- oder Multimineraltablette aus der Drogerie oder Apotheke sollte wohlüberlegt sein. Meiner Erfahrung und Einsicht nach ist die Natur nicht verbesserungsfähig. Hat jemals ein Mensch eine lebende Zelle, eine Pflanze oder ein Tier im Labor erschaffen? Nein. Wer Krankheiten oder vorzeitigen Alterungsprozessen vorbeugen und wirkliche Vitalität und Lebensfreude erleben möchte, kommt nicht darum herum, den Körper zusätzlich mit konzentrierten Nahrungsergänzungsmitteln natürlichen Ursprungs wie Gerstengraspulver zu versorgen.

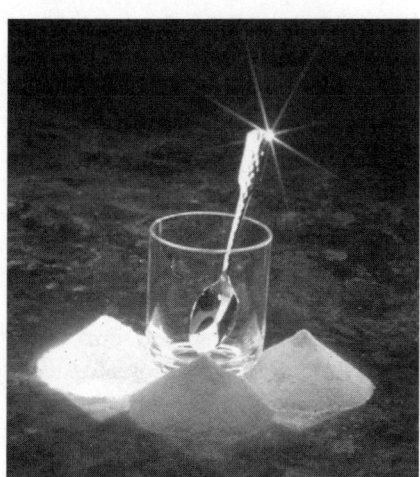

Gerstengras-Extrakt ist ein ganzheitliches Lebensmittel natürlichen Ursprungs – ein effektives Nahrungs- und zugleich Heilmittel

Chlorophyll, das Blut der Pflanzen

Die Entdeckung und Bedeutung des grünen Pflanzenfarbstoffs

Was macht das Gras so grün? Als einer der ersten fand ein deutscher Chemiker, Richard Willstätter (1872 bis 1942) heraus, daß Chlorophyll, der grüne Farbstoff der Pflanzen, aus zwei Bestandteilen besteht: dem blaugrünen Chlorophyll vom Typ A und dem gelbgrünen Chlorophyll vom Typ B in einem Mengenverhältnis von etwa drei zu eins. Schon Verdel hatte 1855 vermutet, daß es eine chemische Ähnlichkeit zwischen Hämoglobin und Chlorophyll geben müsse. 1935 erhielt Willstätter für seine Forschungsergebnisse den Nobelpreis für Chemie.

„Chlorophyll wird im kommenden erleuchteten Zeitalter das Hauptprotein sein. Im frisch zubereiteten Getränk enthält es kondensierten Sonnenschein und den für die Wiederbelebung des Körpers erforderlichen elektrischen Strom, und es wird Teile des Gehirns erschließen, von denen der Mensch heute noch nichts weiß." (Ann Wigmore)

Chlorophyll hilft bei Blutarmut

Beide Chlorophyllarten sind mit dem roten Blutfarbstoff Hämin verwandt, mit dem einzigen Unterschied, daß Chlorophyll Magnesium und das Häminmolekül Eisen als Atomkern enthält. Dr. Hagiwara schreibt: „Chlorophyll und Blut scheinen ihrer chemischen Struktur nach Zwillinge zu sein." Hämin verbindet sich mit Globin, einem Protein, und bildet

so das Hämoglobin, das in den roten Blutkörperchen vorkommt und auch „Blutfarbstoff" genannt wird.

Chlorophyll wird als das blutbildende Element der Natur
für alle Pflanzenfresser und Menschen betrachtet. In der
Pflanze wird Chlorophyll als gespeicherte Sonnenenergie für
neue organische Synthesen für Lebensvorgänge gebraucht.
Halima Neumann: „Chlorophyll ist die einzige Substanz,
welche die gespeicherte Sonnenenergie über die Ernährung
an die menschliche Zelle weitergeben kann". Dr. Swope und
Dr. Hagiwara schreiben, daß das „grüne Blut" der Pflanzen
im menschlichen Körper zu rotem Blut umgewandelt wird.
„Die Flüssigkeit in grünen Blättern stellt das Blut der Gräser
und Bäume dar." Chlorophyll wirkt denn auch bei Tieren
und Menschen mit Blutarmut ebenso schnell wie Eisen.

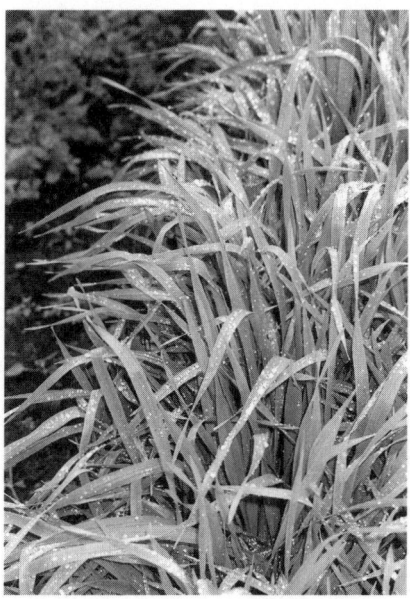

*Grüner Pflanzenfarbstoff,
Chlorophyll, ist gespei-
cherte Sonnenenergie*

Es ist wichtig, zu bedenken, daß die Blutbildung nicht nur von Chlorophyll abhängt, sondern für die Erhaltung eines gesunden Blutes auch u. a. die Vitamine C, B12, K, A, Folsäure und Pyridoxin wichtig sind, die sich ebenfalls alle im Gerstengras befinden.

Chlorophyll ist die Basis allen Lebens

Ohne diesen grünen Pflanzenfarbstoff gäbe es kein Leben auf der Erde, weil keine Nahrung zum Essen und kein Sauerstoff zum Atmen vorhanden wäre. Das Pflanzengrün sorgt mit der Photosynthese dafür, daß das Kohlendioxid, das Tiere und Menschen ausatmen und der ständig auch von Industrie und Autoverkehr produziert wird, wieder in Sauerstoff umgewandelt wird. Deshalb ist der Erhalt unserer „grünen Lunge", den Regenwäldern in Südamerika, so wichtig, die in immer schnellerem Tempo für Subsistenzbauern und in noch viel größerem Ausmaß für die Pampa, auf der Rinder für Hamburger-Ketten in USA und Europa grasen sollen, abgefackelt und gerodet wird. Der Verzicht auf Fleisch oder die Einschränkung bei dessen Konsum wäre ein wichtiger Schritt, Verantwortung für diese dramatische Situation zu übernehmen. Daß Vegetarier gesünder leben, ist mittlerweile durch zahlreiche wissenschaftliche Studien belegt.

„Es scheint so, daß kleine Mengen der Stoffwechselprodukte von Chlorophyll die Synthese von Hämoglobin in Tieren und Menschen stimuliert."
(Ronald L. Seibold)

Dr. Hagiwara kritisiert in seinem Buch, das viele Aspekte unserer gegenwärtigen Lebensführung zu Recht angreift, daß die Japaner etwa zwei Drittel ihres Sauerstoffbedarfs vom

Amazonasdelta „importieren", natürlich ohne Bezahlung oder Energieausgleich, weil in Japan durch Überbevölkerung und Industrialisierung viel mehr Sauerstoff verbraucht als produziert wird. Bei uns sieht die Situation ähnlich aus. Aber es gibt Organisationen, in Deutschland beispielsweise „ARA – Arbeitsgemeinschaft Regenwald und Artenschutz e.V.", in denen man sich für den Erhalt der tropischen Regenwälder, von deren Sauerstoffproduktion wir abhängig sind, engagieren kann. Jede Spendenmark für Regenwald-Schutzprojekte, die diesem gemeinnützigen Verein zugutekommt, wird mit 10 Mark aus deutschen Regierungsmitteln „aufgewertet", so daß es sich bei einer Spende für ARA um eine exzellente Investition in unsere Zukunft und die unserer Kinder handelt. Es ist zu hoffen, daß die neue Bundesregierung ihre engagierte und im internationalen Vergleich vorbildliche Regenwaldschutz-Politik auch international zum Beispiel auf EG-Ebene fortsetzt!

Chlorophyll bildet Blut und stärkt alle Organe

Wenn chlorophyllhaltige Säfte in unseren Organismus gelangen, wird Magnesium freigesetzt und Eisen gebildet. Grünsäfte und grünes Gemüse wie Wildkräuter sind daher eine hervorragende Möglichkeit zur Prophylaxe und Heilung von Anämie (Blutarmut), unter der etwa 60 % der Frauen in den Industrieländern leiden. Magnesium stärkt unser Nervensystem und unser Muskelgewebe und ist das wichtigste Mineral, um ein gesundes Herz und eine gesunde Atmungstätigkeit bis ins Alter zu erhalten. Der Magnesiummangel unserer Pflanzen durch ausgelaugte und überdüngte Böden stellt eine weltweite Gesundheitsgefährdung für Mensch und Tier dar, die dafür mit Muskelschwund und Herzkrankheiten „bezahlen" müssen.

„Wenn Chlorophyll zu patentieren wäre, wäre es nach meiner Auffassung das meist verwendete Produkt der im medizinischen Bereich Tätigen." (Dr. Swope, Ärztin)

Chlorophyll stärkt alle Organe

Die Zellen werden durch chlorophyllhaltige Nahrung mit mehr Sauerstoff versorgt, weil Hämoglobin der Teil des Blutes ist, der den Sauerstoff transportiert. Durch diese vermehrte Sauerstoffzufuhr werden die Zellteilung beschleunigt, Stoffwechselprozesse optimiert und die Gehirnzellen besser durchblutet und damit leistungsfähiger. Chlorophyll hilft dem Körper bei seinen notwendigen Reparaturarbeiten, zum Beispiel bei Verletzungen oder Verbrennungen. Halima Neumann empfiehlt Gerstengras- und Afa-Algensaft statt säurebildendem Kaffee schon als erstes Frühstück: „Grünsäfte am Morgen sind der gesündeste 'Lift up' für einen gestörten, abgesunkenen Kreislauf!"

Es gibt kein Organ, das nicht von grünen Farbpigmenten gestärkt und harmonisiert wird. Chlorophyll stärkt unter anderem das Herz, das Immunsystem und die Augen. Grün spielt auch in der Farbtherapie eine große Rolle: Die Farbe Grün beruhigt, harmonisiert, heilt Körper und Gemüt und steht für das Prinzip Hoffnung, Erneuerung und Verjüngung. In dem grünen Pflanzenfarbstoff, durch die Photosynthese entstanden, ist Sonnenlicht und die Kraft der Sonne und des Lichtes konzentriert.

Im Spirituellen ist die Sonne Symbol für Weisheit (Licht) und bedingungslose Liebe (Wärme). Die Farbe grün ist dem Herzchakra, einem unserer Haupt-Energiezentren, zugeordnet, und wir können durch grüne Nahrung und Spaziergänge in der grünen Natur unser Herzchakra entwickeln. Wir sind eingeladen, uns durch grüne Pflanzennahrung mit den Kräften der Liebe und der Weisheit zu verbinden und von ihnen zu profitieren [vgl. dazu auch „Gerstengras aus spiritueller Sicht" (Seiten 40–51) und den Aufsatz von Öko-Bauer und Philosoph Baldur Springmann zum Thema Photosynthese (Seite 27 ff).]

Synergetische Effekte durch Ganzheitlichkeit im Gerstengras

Das Thema „synergetische Effekte von Nährstoffen" habe ich im Kapitel „Die Bedeutung von Grassäften für unsere Gesundheit" angesprochen. Auch bei Chlorophyll aus natürlicher Quelle kommt dies zum Tragen. Die Spurenelemente Eisen und Kupfer aus grünen Pflanzen reichern effektiv das Blut an, weil nur mit Kupferzufuhr Eisen im Hämoglobin eingelagert werden kann. Auch bei genügender Versorgung mit Eisen kommt es bei Kupfermangel zu grauen Haaren und Blutarmut! Kupfer aus „Green Food" ist für die Farbpigmentbildung in Haut und Haaren essentiell. Man hat festgestellt, daß bei gleichzeitiger Verabreichung von Chlorophyll und Eisen die Anzahl roter Blutkörperchen und das Niveau von Hämoglobin schneller steigt als bei der Gabe von Eisen allein. Chemisch hergestelltes Chlorophyll wirkt nicht in dieser Weise– die biochemische Aktivität des natürlichen Chlorophylls ging verloren – und sogar negative Nebenwirkungen wie Anämie oder Übelkeit können auftreten.[3]

Überhaupt sind isolierte Eisenpräparate, -säfte, -extrakte und -tabletten, die aus ihrem organischen Verbund von Peptiden (das sind miteinander verkettete Aminosäuren) und Spurenelementen herausgerissen wurden, wie auch andere isolierte pflanzliche Vitamin- oder Mineralstoffpräparate, nur zu einem Bruchteil vom Organismus verwertbar. Das Fatale: Synthetisch hergestellte oder isolierte, nicht in ihrer ursprünglichen Ganzheit belassene Stoffe wirken bei längerer Einnahme und hoher Dosis oft belastend und toxisch, was sich durch Übelkeit, Verstopfung, Müdigkeit oder Kopfschmerzen äußern kann.

Isolierte Stoffe kann der Körper nicht ausscheiden, sie lagern sich vor allem in Bindegewebe und inneren Organen wie der Leber an. Bei grüner Pflanzennahrung wie Algen, frischen Pflanzensäften, grünen Grassäften oder Extrakten wie Gerstengras-Pulver oder ägyptischem Urweizengras Kamut besteht eine solche Gefahr nicht, weil ein „Zuviel" problemlos vom Körper ausgeschieden wird.

Gerstengras liefert knochenbildendes Kalzium

Chlorophyllhaltige Pflanzennahrung enthält sehr viel Kalzium, das der Körper nur im organisch ausgewogenen Verbund mit Magnesium verwerten kann, und das wichtig ist zur Stärkung von Knochen, Knorpeln und Stützgewebe, und Osteoporose vorbeugen kann. Auch Kinder leiden heute bei uns schon an Knochenerweichung. Die Hauptursache wird in dem steigenden Konsum von Softdrinks gesehen, die den Kalziumräuber Phosphorsäure enthalten. Die vielgepriesene Milch ist als Kalziumlieferant ungeeignet, da sie kein Magnesium enthält und eine Kalzium-Resorption ohne Magnesium nicht gewährleistet ist. In Gebieten wie Europa und den USA, wo der Konsum von Milchprodukten ständig zunimmt, ist Osteoporose vor allem bei älteren Frauen ein großes Problem, während dieses Krankheitsbild in Ländern wie Japan und China, in denen kaum Milchprodukte verzehrt werden, selten ist.

Chlorophyllhaltige Grünsäfte wie Gerstengrassaft regenerieren außerdem durch ihre Fülle an Enzymen, die ähnlich den körpereigenen wirken, die Darmflora, die Verdauungsorgane und das gesamte endokrine hormonproduzierende

Drüsensystem. Verdauung und Nahrungsauswertung werden optimiert. Außerdem wirkt Chlorophyll keimtötend. Grünsäfte führen darüber hinaus den Körperzellen leicht assimilierbare, kurzkettige Polypeptide (Gemüseproteine) als Zellbausteine zu, welche die Erneuerung und Regeneration aller Organe ermöglichen, also jung halten.

Chlorophyll stärkt die Abwehrkräfte

Mit Grünsäften wie Gerstengrassaft oder -pulver kurbeln wir unsere Abwehrkräfte an, so daß wir gegenüber Infektionskrankheiten immer besser gewappnet sind. Das ist besonders wichtig in einer Zeit, in der Bakterienstämme gegen Antibiotika resistent werden.

Außerdem verbessert Chlorophyll die Gehirnfunktionen und kann den Cholesterinspiegel senken, eine der Ursachen von Herzinfarkt und Schlaganfall. Die Enzymkomplexe im Chlorophyll wirken entzündungshemmend und können sogar schon einen begonnenen Krankheitszyklus unterbrechen, indem sie die Voraussetzung für Heilung schaffen. Dr. Hagiwara berichtet von seiner schweren Hautentzündung, die durch kochendes Wasser verursacht wurde, und die er allein durch Auftragen des Saftes aus grüner Gerste heilen konnte.

Im Gerstengras vorhandene Enzyme wie Superoxid Dismutase (SOD) und Katalase können Krebs verhindern und auch heilen. Mehr dazu im Kapitel „Verhütet und heilt Gerstengras Krebs?". Gerstensaftenzyme können auch Giftstoffe im Körper auflösen.

Chlorophyll stärkt die Selbstheilungskräfte

Die Wirkung von Chlorophyll ist nicht auf bestimmte Krankheitsbilder beschränkt, sondern stärkt insgesamt die Selbstheilungskräfte und natürlichen Regulationsmechanismen des Organismus. Dr. Hagiwara: „Eine Substanz (gemeint ist Gerstengrasextrakt, d. A.), die gegen Fettleibigkeit und Ekzeme sowie gegen Herzkrankheiten und Krebs wirksam ist, ist entweder ein unglaubliches „Wundermittel", oder absolut kein Medikament, sondern etwas, das das wahre heilende Wunder fördert, nämlich die Fähigkeit des Körpers, sich selbst zu heilen."

Außerdem wirken die Enzymkomplexe antioxidativ: Sie bekämpfen sogenannte „freie Radikale", aggressive Sauerstoffmoleküle, und verhindern dadurch Zelldegeneration und -alterung sowie das Entstehen chronischer Krankheiten wie Krebs.

Grüne Grassäfte schützen sogar nachweislich vor radioaktiven Strahlenschäden wie Röntgenstrahlen. Allerdings treten all die segensreichen Wirkungen des Chlorophylls zur Harmonisierung und Normalisierung aller Körperfunktionen nur bei regelmäßiger, täglicher Zufuhr ein, und die Wirkung von Enzymen, Vitaminen und Mineralstoffen darf nicht durch Erhitzen zerstört oder dezimiert werden. Daher kommt nur frisches grünes Gemüse, Küchen- oder Wildkräuter, frischgepreßte Grünsäfte zum Beispiel aus Gerstengras oder Extrakte wie Gerstengras- oder Afa-Algen-Pulver in Rohkostqualität in Frage, wenn man von den Vorzügen des Chlorophylls größtmöglichen Nutzen für seine Gesundheit ziehen will.

Die wahre „grüne Revolution", das Wertschätzen und die Aufnahme von mehr grünen, chlorophyllhaltigen Pflanzen, steht noch bevor!

„Suchst Du das Höchste, das Größte? Die Pflanze kann es Dich lehren! Was sie willenlos ist – sei Du es wollend! Das ist's"
(Friedrich Schiller)

Das Wunder der Photosynthese und Eiweißbildung in der Pflanze

Ich habe Baldur Springmann vor vielen Jahren „zufällig" auf einer Zugfahrt von Köln nach Hamburg kennengelernt und war von seiner Botschaft, seiner Klarheit und Ausstrahlung so fasziniert, daß ich mich spontan entschloß, auf „Hof Springe", dem von ihm geschaffenen bio-dynamischen Bauernhof bei Bad Segeberg, ein Jahr zu leben und zu lernen. Im Folgenden hat Baldur mir einen Artikel für dieses Buch zur Verfügung gestellt, der zuerst in der Nummer 72/94 von „raum & zeit" erschien und den ich hier gekürzt wiedergebe. Ich danke Baldur Springmann für diesen inspirierenden Beitrag!

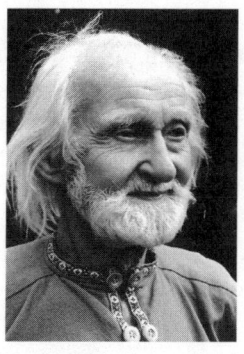

Baldur Springmann gehört zu den Pionieren der Deutschen Naturkostbewegung, ein Mann, der lebt, was er lehrt – und dazu gehört auch besonders die spirituelle Dimension der Ernährung

„Kein Chemiekonzern, keine noch so große Geldmaschine und kein noch so schlauer Mensch sind in der Lage, die Photosynthese zu ersetzen. Am wenigsten die Genforscher und sonstigen High-Tech-Hochstapler."
(Baldur Springmann)

Gastbeitrag von Baldur Springmann
(Öko-Bauer und Philosoph † 2003)

In den Chloroplasten findet ständig eine Hochzeit von Himmel und Erde statt

Was sie neben manchem anderen auch willenlos ist, unsere Schwester Pflanze, sie macht darauf aufmerksam, daß die Polarität, dieses Weltengesetz im Erdenleben, in einer besonderen Form in Erscheinung tritt. Auf den Waagschalen der Ökologie sind Geben und Nehmen keine gleichen und gleichbleibenden Konstanten. Bei genauerem Hinsehen ist da eine Tendenz, eine Entwicklung zu erkennen, welche der einen Seite immer mehr Übergewicht verleiht, weil sich das Geben immer mehr zu etwas anderem weiterentwickelt – zum Schenken.

Ja wirklich! Seht doch bitte mal endlich etwas genauer hin, beispielsweise auf den allgemein bekannten **Vorgang der Photosynthese**! Die chemische Formel, welche eigentlich Pflichtwissen jedes Lebensschützers ist, besagt, daß es in jedem der unzählbar vielen grünen Blätter eine ganze Anzahl grüngläserne Kirchen gibt, in welchen sich ständig, den ganzen Tag lang, und so unmittelbar vor unseren dafür meist blinden Augen, ein Wunder vollzieht. Es sind die Chloroplasten, in welchen ständig die Hochzeit von Himmel und Erde gefeiert wird – und zwar auf folgende Weise.

Die drei Erdenstoffe Sauerstoff (O), den man besser „Lebensstoff" nennen sollte, Kohlenstoff (C), den man besser „Erdenstoff" nennen sollte, und Wasserstoff (H), den man besser „Luftstoff" nennen sollte, werden vom Blatt in Form von Kohlensäure eingeatmet, die sich ja, wenn der Mensch die Luft nicht versaut hat, in einem ganz bestimmten Verhältnis in diesem Gasgemisch befindet. Außerdem kommen sie in der Form von Wasser über die Wurzeln ins Blatt. Und hier geschieht es nun, daß sie sich mit einem von der Sonne hineingeschickten Lichtkind umarmen. Aus dieser Umarmung wird der Traubenzucker geboren, der sich später zur Stärke auswachsen kann – zu genau jener Stärke, welche wir in unserem Brot essen. Ich hoffe, es ist euch immer schon klar gewesen, daß wir mit jedem Bissen Brot außer dem Erden-, Luft- und Lebensstoff auch ein Himmelsgeschenk der lieben Sonne essen!

Nun müßte dieses der Stärke immanente „Lichtkind" etwas näher beschrieben werden. Ach, Leute, dazu bedürfte es eines umfangreichen Traktats über die geistige Realität „Licht", von welcher Goethe schon (oder noch!) wußte, daß sie wie alles Geistige von unseren Augen nicht gesehen und von unseren Instrumenten nicht gemessen werden kann. Alles, was wir sehen und messen, sind nur die „Taten und Leiden des Lichts", wie er es nannte.

Der Zauberstab des Chlorophyll läßt Sonnenenergie zu Lebensenergie werden

Eine der „Taten", eine der vielen Qualitäten, in welchen die Geistestatsache Licht für uns in Erscheinung tritt, ist Energie. Die können wir also auch messen und wissen daher, daß 675 kcal in ein einziges Molekül Stärke hineingeheimst sind. Wir wissen auch, daß dies die einzige und einzigartige Form von Energie ist, welche sämtliche Pendel des Erdenlebens in Bewegung hält, jeden Flügelschlag des Vogels, jeder Wimpernschlag, jeden Atemzug und jeden Herzschlag – alles, alles.

Wird man dabei nicht ganz fromm, wenn man bedenkt, ursprünglich ist das alles ein Geschenk der Sonne? Oder hat schon jemals einer von euch eine Rechnung bekommen von da oben über soundsoviel Kalorien? Darüber hinaus ist das Ganze aber nicht so kurzschlüssig eingerichtet wie menschliche Ingenieure es bestimmt gemacht hätten: Sonnenenergie einfach – zack – rein ins Tier, durch die Haut oder so und dann mit dieser Kraftbrühe die Muskelmaschine aufgetankt. Nein, dafür hat die kosmische Intelligenz nun mal **das Monopol der grünen Blätter** vorgesehen. Einzig und allein in den Chloroplasten gibt es **den Zauberstab des Chlorophyll,** welcher Sonnenenergie zu Lebensenergie werden läßt – und zwar in einem viel größeren Ausmaß, als es für die jeweilige Pflanze nötig wäre, so daß sie also in der Lage ist, davon weiterschenken zu können an alles, was da auf der Erde kreucht und fleucht und schwimmt und schwirrt. Die Photosynthese der Pflanze, die u. a. aus Kohlendioxid Sauerstoff entstehen läßt, ist eine chemische Formel plus ein Wunder: $6\ CO_2 + 12\ H_2O + 645\ kcal + 1\ Wunder = C_6H_{12}O_6 + 6\ H_2O + 6\ O_2$. Obendrein macht dieses Weitergeben, dieses Schenken, den Pflanzen so viel Spaß, daß sie noch viel mehr produzieren, als die Tiere brauchen. Diesen Überschuß hat Mutter Erde über Jahrmillionen in ihren Kohle- und Ölvorratskammern sorgfältig eingeweckt – ganz sicher doch nicht zu dem Zweck, daß Menschengier das alles jetzt in kurzer Zeit absahnt.

Die Pflanze macht aus Stickstoff wertvolles Eiweiß

Wißt ihr, es gibt bei dieser Geschichte noch sehr viel mehr zum Frommwerden. Ich könnte bis morgen früh erzählen. Wenn nun dieser und jener den Kopf schüttelt, weil ich so ins Schwärmen geraten bin, dann will ich getrost auch noch eingestehen, daß mir schon oft die Tränen gekommen sind, wenn ich mich an die Birke auf meiner Wiese gelehnt und in ihr Blattwerk hineingeträumt habe. Ja, und da wage ich mich fast nicht mehr an die zweite Geschichte, die mit dem **Eiweiß,** welches für uns als

Nahrung ja ebenso unentbehrlich ist wie die Stärke. Ihr werdet schon merken, warum. Sicher wißt ihr, daß auch dieses Eiweiß in den Pflanzen synthetisiert wird. Und da gibt es wiederum so eine erstaunliche Tatsache, daß nämlich der Stickstoff (N), der wesensbestimmende Baustein in dem aus hunderttausend Atomen kunstvoll zusammengebauten Eiweißmolekül, zwar 78 % unserer Atemluft ausmacht, aber weder von unseren Lungen noch von den Pflanzen aufgenommen und verwertet werden kann.

Wiederum dieser dem doppelt genähten Menschenverstand als haarsträubend erscheinende Zustand, daß da nicht der „rationellste" Weg beschritten wird, diesen überreichlich vorhandenen Luftstickstoff – zack – unmittelbar in das entstehende Eiweiß einzuleiten. Aber nix da, hier geht es noch eigenartiger zu als bei der Photosynthese. Hier sind es einzig und allein bestimmte Bakterienstämme, welche im Humus leben, die den Stickstoff aus der Luft aufnehmen und in Aminosäuren und Eiweißstoffe einbauen können. Aus deren Hinterlassenschaft bilden sich dann im Boden Salpeter- und Ammonialksalze, deren Lösungen mitsamt dem darin enthaltenen Stickstoff die Pflanzenwurzeln trinken können.

Meiner Ansicht nach müßte ein zeitgemäßer Ethos wesentlich von jener Art des Miteinander getragen sein, welche uns die Schöpfung offenbart, wenn wir sie mit offenem Herzen und dem staunenden Forscherauge des Ökologen betrachten.

Die Redaktion der Zeitschrift „raum & zeit" schreibt zu diesen Ausführungen, daß „dieser Essay, der gleichzeitig soviel Herz und Verstand für unsere Mitwelt und uns selbst vermittelt, eigentlich an jeder Schule zum Schulanfang, an jeder Universität zum Semesterbeginn und in jeder Kirche zu Beginn des Kirchenjahres verlesen werden sollte. Denn dieser Essay enthält einen wichtigen Teil des Vermächtnissen eines sehr weisen Mannes."

Die Bedeutung von Grassäften für unsere Gesundheit

Roggen, Weizen, Gerste, Mais, Hafer und Zuckerrohr gehören alle zur Familie der Gräser. Es ist erstaunlich, daß der Mensch seit Jahrtausenden Körner und Grassamen als seine Nahrung verwendet, aber bisher die Nahrung übersehen hat, die ihm die Gräser selbst bieten. Getreidegras ist Vollnahrung. Es sollte wegen seines Schutz- und Heilwertes in die Diät aufgenommen werden[4].

Seibold ist der Auffassung, daß die Bedeutung von allen dunkelgrünen Gemüsen in unserer Ernährung gar nicht genug betont werden kann. Da Getreidegräser konzentrierte grüne Lebensmittel sind, ist es seiner Meinung nach wichtig, sie neben dunkelgrünen blättrigen Gemüsesorten in unsere tägliche Ernährung einzubeziehen.[5]

Ann Wigmore erzählt von einer Vorhersage, die vor Jahrtausenden auf dem versunkenen Kontinent Atlantis gemacht wurde. In der Vorhersage geht es darum, daß eine weit entfernte Zivilisation einen „Schlüssel" in Form von Getreide-

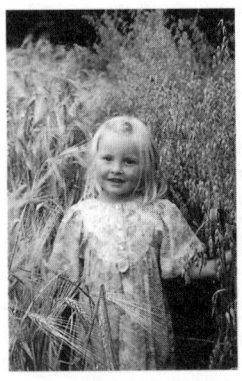

Getreide bietet mit seinen Körnern eine haltbare, lagerfähige Nahrung – seine Grassäfte dagegen sind eine unvergleichlich frische Vitalstoffquelle

gras erhalten solle, der eine verfallene Zivilisation vor dem Aussterben bewahren würde. Sind wir vielleicht diese Generation?

Mit Grassaft ist man gegen Krisen gewappnet

Der Wert des Grassaftfaktors in der Ernährung des Menschen ist bei uns in Deutschland noch nicht allgemein anerkannt. Das, was die Wissenschaft schon über den gesundheitlichen Wert der Grassäfte herausgefunden hat, ist jedoch überzeugend genug, so daß wir diese Säfte in unsere Ernährung mit einbeziehen sollten, um unsere geistige und körperliche Gesundheit zu fördern.

Kulvinskas sagt: „Diejenigen, die in dieser kritischen Zeit Grassaft trinken, sind besser gewappnet, ökologische Krisen zu überstehen."[6] Handelt es sich nicht schon um eine ökologische Krise, wenn aufgrund der Auslaugung unserer Böden und des Einsatzes von Kunstdünger und Spritzmitteln in unserem Obst und Gemüse längst nicht mehr die Nährstoffdichte von Vitaminen, Mineralien und Spurenelementen – beispielsweise Selen und Magnesium – aufzufinden sind, wie noch vor fünfzig Jahren, und an die wir offenbar genetisch angepaßt sind?

Schon die wissenschaftlichen Veröffentlichungen über Gerstengräser in den USA der fünfziger Jahre berichten davon, daß sie alle Nährstoffe enthalten, die der menschliche Körper benötigt, mit Ausnahme von Vitamin D, das in der Haut hergestellt wird. Diese Kombination von Nährstoffen machen Weizen- und Gerstengras zu einem „einzigartig potenten Lebensmittel."[7] Gerstengras stellt ein biologisch angebautes grünes Gemüse von bester Qualität dar. Außerdem handelt es sich um ein Nahrungsmittel, das in konzentrierter Form Beta-Karotin, Kalzium, Chlorophyll, Faserstoffe,

Eisen und Vitamin K enthält. Gerstengras ist darüberhinaus eine gute Quelle für Proteine, die vom Körper leicht assimilierbar sind, Vitamin C, Vitamin B12, Folsäure, Vitamin B6 (Pyridoxin) und viele andere Spurenelemente.

Wichtig ist, daß in Gerstengras die einzelnen Inhaltsstoffe im Körper synergetisch zusammenwirken. Seibold macht klar: „Getreidegrastabletten sind *keine* Multi-Vitamin-Tabletten." Sie stellen eine konzentrierte Kombination von Nährstoffen dar, die in allen dunkelgrünen Gemüsen guter Qualität zu finden sind. Zusammen arbeiten sie zum Wohl des Körpers als Ganzes zusammen. Getreidegräser wie Gerstengras enthalten Nährstoffe, die die miteinander verbundenen Funktionen unserer lebenswichtigen Systeme und physiologischen Prozesse unterstützen.

Wenn man bedenkt, wie hervorragend die unterschiedlichen Nährstoffe in Gerstengras synergetisch zusammenwirken, kann man nur die Empfehlung aussprechen, sich lieber auf Lebensmittel wie dieses als auf Pillen zu stützen. An einigen Beispielen möchte ich das synergetische Zusammenwirken einiger Nährstoffe in Gerstengras deutlich machen.[8]

Vitamin C wird für die Aufnahme von Kalzium und Eisen benötigt. Eisen wird vom Körper gebraucht, um Beta-Karotin in Vitamin A umzuwandeln. Calcium und Pyridoxin (Vitamin B 6) helfen bei der Aufnahme von Vitamin B 12, ohne das Folsäure nicht aktiviert werden kann. Alle diese Nährstoffe finden sich in Gerstengras, zusammen mit vielen anderen, die ähnliche Funktionen unterstützen.

Andere Beispiele von dem synergetischen Zusammenwirken von Nährstoffen bringt Dr. Hagiwara in seinem Buch „Green Barley Essence". Wissenschaftliche Studien, die von Dr. Maurice E. Sill von der Cornell University durchgeführt wurden, ergaben, daß bei Magnesiummangel der Kalium-

und Kalziumspiegel in Körperflüssigkeiten zurückgeht. Das geschieht auch dann, wenn diese Mineralstoffe in ausreichenden Mengen verzehrt werden. Wenn die ausreichende Magnesiumaufnahme gesichert ist, steigt automatisch das Niveau des Kalzium- und Kaliumspiegels. Dr. Sill: „Magnesium ist unabdingbar für die korrekte Mobilisierung von Kalzium in Knochen und Fleisch und auch dafür, Kalium in den Zellen zu halten."[9] Durch Streß, harte körperliche Arbeit, Sport und Nachtarbeit wird nachweislich mehr Natrium eingelagert und Kalium ausgeschieden, was sich durch ständige Müdigkeit äußert. Bei einem zu geringen Kalium-Gehalt verlangsamt der Körper Muskelbewegungen und Denkprozesse, um weitere Kalium-Verluste zu verhindern. Wir werden müde und schläfrig.[10] Gerstengras ist eine sehr gute Quelle für Kalium.

In seinem Buch „An vollen Töpfen verhungern" geht auch Hans-Günter Berner mit isolierten Wunder-Nährstoffen ins Gericht: „Unsere Nahrung ist viel zu clever komponiert, als daß ein einziger Wirkstoff der Schlüssel zur Glückseligkeit sein könnte."[11] Es macht offenbar einen großen Unterschied, in welcher Form bzw. chemischen Verbindung dem Organismus ein Vitalstoff angeboten wird. „Klug entwickelte Vitalstoffpräparate orientieren sich also am Bauplan der Natur und nicht am Reagenzglas des Vitaminherstellers."[13] Gerstengraspulver in seiner natürlichen Nährstoffdichte und -kombination erfüllt genau diese Voraussetzungen eines von der Natur gebauten Nahrungsergänzungsmittels.

Besondere Vorteile von
Gerstengras gegenüber Weizengras

Ronald Seibold setzt Gerstengrassaft und daraus gewonnene Produkte prinzipiell mit denen von Weizengras gleich. Es gibt aber offenbar Krankheitsbilder, bei denen Gerstengras dem Weizengras vorzuziehen ist. Wenn Sie sich über Weizengras informieren möchten, empfehle ich besonders: Das Buch von Kulvinskas[14], das Büchlein von Reiner Schmid, „Weizengras – Medizin für ein neues Zeitalter"[15] mit allen wichtigen Informationen zur Anzucht und Verwendung, und das Buch „Weizengras, die Kraft im grünen Saft" von Christine Wolfrum, die ihre Erfahrungen mit Weizengras im Ann Wigmore Institute in Puerto Rico gesammelt hat (Gräfe und Unzer, München 1998). Das einzige Buch von Ann Wigmore, das es auf deutsch gibt heißt „Schlank, fit und gesund mit Weizengras."[16]

Weizengraskuren mit Seminaren über Ernährung mit lebendigen Lebensmitteln kann man in von Ann Wigmore gegründeten Instituten in Schweden, den USA und Costa Rica machen.[17] Kuren unter Einbeziehung von Gerstengras bietet Halima Neumann in Deutschland an.

Ist Gerstengras für Candida-Patienten geeignet?

In den Industrieländern leiden nach Schätzungen 30 bis 80 % der Menschen an Mykosen, darunter vor allem am Befall von Candida albicans. Durch ihre Stoffwechselgifte schädigen und schwächen Pilze den Organismus. Die Gefahr besteht darin, daß sich Mykosen, die ursprünglich den Darm besiedeln, auf innere Organe und das Gehirn ausbreiten. Mykosen werden durch alle zuckerhaltigen, süßen Nahrungsmittel genährt, wozu auch das süßliche Weizengras gehört. Candida-Patienten sollten daher Weizengrassaft und daraus gewonnenes Pulver meiden! Die darin enthaltene Glukose stellt das ideale „Futter für Darmpilze" dar.

Halima Neumann hat herausgefunden, daß bei den Krankheitsbildern Azidose, Krebs und Multiple Sklerose fast immer eine Pilzüberwucherung vorliegt[19]: „Ich selbst habe nach einem halben Jahr Heilfasten mit Weizengras- und grünen Papayasäften meine jahrzehntelangen Candida-Leiden nicht in den Griff bekommen; erst als ich umstellte auf das herbbittere Gerstengras stellte sich der ersehnte Normalzustand ‚kein Blähbauch' ein."

Candida-Patienten sollten also das herb-würzige Gerstengras bzw. Afa-Algen dem süßlichen Weizengras vorziehen. Dr. Hagiwara berichtet von zahlreichen Candida-Patienten, die durch Gerstengraspulver nach kurzer Zeit pilzfrei waren.

Ein ausführliches Kapitel zu diesem Thema habe ich in meinem Buch „Papaya – heilen mit der Wunderfrucht„ geschrieben, und viele Informationen zu diesem Thema finden Sie auch in den Büchern von Halima Neumann und in dem Buch von Shalila Sharamon und Bodo Baginski, „Das Wunder im Kern der Grapefruit" (Windpferd Verlag, Aitrang)

Gerstengras ist noch nährstoffreicher als Weizengras

Nährstoffdichte

Gerstengras übertrifft an Nährstoffdichte meist noch das Weizengras. So enthält Gerstengras etwa doppelt so viel vom Körper leicht assimilierbares Kalzium und doppelt so viel Kalium – wichtig für ein Säure-Basen-Gleichgewicht. Gleichzeitig enthält Gerstengras weniger als die Hälfte Phosphor wie Weizengras, ein Element, das in unserer heutigen Zivilisationskost überreichlich vorkommt und das beispielsweise Halima Neumann für Hyperaktivität bei Kindern sowie Schlafstörungen verantwortlich macht. Im Gerstengras findet man außerdem viel mehr Chlorophyll und Enzyme als im Weizengras, ebenso mehr Aminosäuren.

Verträglichkeit

Frischer Weizengrassaft wird nicht von allen Menschen vertragen, viele erleben ein Gefühl von Übelkeit. Im Gegensatz dazu führt Gerstengrassaft, sowohl frischgepreßt als auch aus angerührtem Pulver, nicht zu Magenproblemen, wahrscheinlich, weil er durch seinen Basenüberschuß zuviel Magensäure neutralisiert. Nach Dr. Hagiwara sollen viele Weizengrasprodukte im Körper sauer verstoffwechselt werden. Dies wäre für mich ein Zeichen von Denaturierung im Herstellungsprozeß (wahrscheinlich durch zu hohe Temperaturen), da frisches Weizengras zwar weniger basisch als Gerstengras, aber immer noch basenüberschüssig ist.

Enzyme und Antioxidantien

Gerstengras enthält im Gegensatz zu Weizengras das wertvolle und seltene Enzym SOD, dem ich ein eigenes Kapitel gewidmet habe, und die ebenfalls als Antioxidans wirkenden Fettsäuren Oxydase und Transhydrogenase, die den Abbau von Fetten im Körper bewirken. Wer von diesen beiden Enzymen zu wenig hat, leidet oft an Fetteinlagerungen, Gewichtsproblemen und einem erhöhten Cholesterinspiegel, mit der Gefahr der Arteriosklerose und Thrombosenbildung. Außerdem enthält Gerstengras im Gegensatz zu Weizengras Katalase, ein Enzym, welches das Immunsystem in seinem Kampf gegen Krebszellen aktiviert.[20] Nicht zuletzt wird ausschließlich im Gerstengras das potente Antioxidans GIV gefunden, das bisher in keinem anderen Lebensmittel nachgewiesen wurde und noch wirkungsvoller als Vitamin A oder Betakarotin ist (siehe auch Seite 106 ff).

Im Gegensatz zu Weizengras sind die im Gerstengras enthaltenen Enzymkomplexe nach dermatologischen Studien von Dr. Tatsuo in der Lage, Pigmentablagerungen wie Altersflecken, Melanose und Hautunreinheiten zu heilen. Diese Forschungsergebnisse haben mir viele Menschen bestätigt, die regelmäßig Gerstengrassaft trinken oder Gerstengraspulver zu sich nehmen.

Bitterstoffe

Ein weiterer Vorteil von Gerstengras im Vergleich zu Weizengras sind die darin enthaltenen Bitterstoffe, die vor allem der Bauchspeicheldrüse, dem Magen, der Leber und der Galle zugutekommen. Bitterstoffe sind auch reichlich in Wildkräutern und Küchenkräutern enthalten.

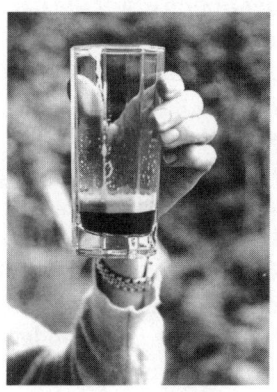

Der frische Saft des Gerstengrases ist mild und bitter zugleich – und läßt sich mit beinahe allen Geschmacksrichtungen kreativ verbinden. (Köstliche Rezepte dazu gibt es auf den Seiten 164–178)

Gerstengras aus spiritueller Sicht

Schon Jesus kannte die Heilkraft der Getreidegräser

Jesus hat seine Jünger unter einen Baum geschart und hält einen Topf mit Weizengras in seinen Händen. „Und das zarte Gras in dem Topf strahlte Leben aus, so wie auch das Gras und die Pflanzen, die die Hügel bis in die weit entfernten Felder und noch jenseits davon bedeckten." Jesus strich dann sanft mit seinen Händen über das Gras, „so sanft, wie er den Kopf eines kleinen Kindes berühren würde." Weiter heißt es: „Aber von allen Dingen ist das kostbarste Geschenk eurer Erdenmutter das Gras unter euren Füßen, sogar jenes Gras, auf das ihr gedankenlos tretet ... Wahrlich, ich sage euch, das bescheidene Gras ist mehr als Nahrung für den Menschen und das Tier." Des weiteren spricht Jesus von „Geheimnissen", die im Gras verborgen sind.

Jesus beschreibt den Prozeß, wie aus Körnern Getreidegras wird. Der Engel des Wassers und der Engel der Luft umarmten das Korn, und der Engel der Sonne erweckte das Leben darin, und Sprößlinge und Wurzeln wurden in jedem Samenkorn geboren. Und als die Sonne viermal aufgegangen war, war aus den Körnern Gras geworden. „Und wahrlich, ich sage euch, es gibt kein größeres Wunder als dieses."

Dann erklärt Jesus den Jüngern, daß in dem Gras der heilige Strom des Lebens, der die gesamte Schöpfung hervorbrachte, sichtbar und fühlbar ist: „... der Treffpunkt der Erdenmutter und des Himmelsvaters". Im Grün des Grases und der anderen Pflanzen sei die Kraft der Sonne. Weil der Menschensohn vom hellen Licht der Sonne geblendet sei, „verwandelt der Engel der Sonne all sein Leben in grüne Farbe, auf daß der Menschensohn auf die vielen und verschiedenen Schattierungen des Grüns schaue und darin Kraft und Tröstung finde." Dann bezeichnet Jesus das Wasser in den Halmen als „Wasser des Lebens" und „das Blut der Erdenmutter".

Jesus bezeichnet jedes Getreidekorn, das dem Himmel entgegensprießt, als „ein Sieg über den Tod, wo Satan herrscht. Denn das Leben beginnt immer wieder neu." Der Engel des Lebens fließe durch die Grashalme in den Körper des Sohnes des Lichts und schüttele ihn mit seiner Kraft. „Denn das Gras ist Leben, und der Sohn des Lichts ist Leben, und Leben fließt zwischen dem Sohn des Lichts und den Grashalmen und bildet eine Brücke für den heiligen Strom des Lichts, der der ganzen Schöpfung Leben gab."[22]

Unter der Kapitelüberschrift „Das Geschenk des Lebens in dem bescheidenen Gras" habe ich Interessantes in dem Buch „Das geheime Evangelium der Essener" gefunden („Die Lehren der Auserwählten. Der Originaltext aus dem Hebräischen und Aramäischen übersetzt von Dr. Edmond Bordeaux Székely, Mandala Media, Rheinfelden 1997, S. 21ff). Es handelt sich um ausgewählte Texte der Schriftrollen vom Toten Meer und der Evangelien der Essener.

Mit Getreidegras innere Qualitäten entwickeln

Jesus lädt seine Jünger zu einer Meditation mit dem Getreidegras ein. Sie sollen die Augen schließen und das Gras sanft berühren. Zuerst erfüllt der Engel der **Freude** ihren Körper mit Musik. „Wenn der Sohn des Menschen keine Freude in seinem Herzen verspürt, arbeitet er für den Satan..." Auch der Engel der **Liebe** sei in den Grashalmen gegenwärtig, „denn Liebe ist im Leben und groß ist die Liebe, die den Söhnen des Lichts durch die zarten Grashalme gegeben wurde." Wer liebevoll die Grashalme berührt, dem würden die Grashalme seine Liebe erwidern und ihn zum Strom des Lebens geleiten. Der Engel der **Weisheit** bestimme die Kommunion der Söhne des Lichts mit dem Strom des Lebens durch die zarten Grashalme. **Frieden** sei das Geschenk des Stroms des Lebens an die Söhne des Lichts. „Deshalb sollt ihr euch immer begrüßen mit 'Frieden sei mit dir', so wie das Gras euren Körper mit dem Kuß des Friedens begrüßt."

Auch für den Verzehr des Grases gibt Jesus eine genaue Anleitung. „Kaut die Halme gut, denn der Sohn des Menschen hat andere Zähne als die Tiere, und nur wenn wir gut kauen, kann der Engel des Wassers in unser Blut eintreten und uns Kraft geben. Eßt denn, o Söhne des Lichts, von diesem vollkommenen Kraut auf der Tafel unserer Erdenmutter, auf daß eure Tage auf dieser Erde lange währen mögen, denn dies ist den Augen Gottes wohlgefällig." Jeden Tag sollen sich die Jünger um kleine irdene Töpfe mit selbstgepflanztem Getreidegras versammeln, „frohen Herzens mit den Engeln, auf daß sie euch zum heiligen Strom des Lebens geleiten ..." Die Jünger sollen den Söhnen der Menschen eine Botschaft der Wahrheit und des Lichts vermitteln. „Lieben heißt, immer neu zu lernen."

Über die Rolle des Gerstengrases in der Bibel

Dr. Swope schrieb in: „The Spiritual Roots of Barley"[24] über die spirituellen Wurzeln von Gerste. Die Autorin ist Ärztin und offenbar sehr bibelfest! Ihre Grundannahme ist, daß körperliche Gesundheit und spirituelle Gesundheit auf einer sehr tiefen Ebene miteinander verbunden sind, und daß Gerstengras dabei eine ganz besondere Rolle spielt. Als Ernährungslehrerin über einen Zeitraum von mehr als 50 Jahren sieht sie in grüner Gerste „den aufregendsten Strahl von Hoffnung hinsichtlich Ernährung für ein überfüttertes, aber unterernährtes Amerika". Sie empfiehlt jeder Frau, jedem Mann und jedem Kind, täglich ausreichend getrocknetes grünes Gerstengras zu sich zu nehmen, um das Energieniveau und die Gesundheit auf der zellulären Ebene zu verbessern.

Jeder Leser kann sich selbst anhand der folgenden Zitate ein Bild machen, ob Gerstengras ein besonderes, sozusagen von Gott favorisiertes Lebensmittel ist. In den Versen 11 bis 12 vom ersten Buch der Genesis heißt es: „Und Gott sprach: Laß die Erde Gras hervorbringen ..." In Genesis 1,29 spricht Gott direkt zu Adam und Eva: „Und Gott sprach, ich habe euch alle Kräuter gegeben, die Saat hervorbringen ...". Gerste gehört zu den Gräsern, und botanisch werden Gräser zu den Kräutern gerechnet. Gräser sind die zahlreichste Familie grüner Pflanzen auf der Erde. In Leviticus 23,10-12 wird von einem Getreideopfer gesprochen, den „firstfruits." Damit seien die Blätter und Früchte von Gerste gemeint, die noch heute in Israel als erstes reifes Getreide zum Passah-Fest Gott als Dankesopfer dargebracht werden. Dr. Swope geht so weit zu sagen, „Was Jesus für den Geist, ist Gerste für unseren Körper."[25] Aus Platzgründen kann ich nicht alle Bibelzitate anführen, die Dr. Swope zusammengetragen hat. Sie sieht Gerste als Symbol für neues Leben, Vollkommenheit und Kraft und als wichtigen Teil des Ernährungsplans Gottes für uns.[26] Manchmal finde ich Dr. Swopes Interpretationen etwas gewagt, aber im Großen und Ganzen sehr inspirierend und nachdenkenswert. Vielleicht ist Gerstengras eine gute Möglichkeit, unseren Körper wieder zu einem „Tempel Gottes" zu machen!

Gerste verbindet uns mit dem Prinzip „Licht"

Eine schöne Einstimmung in die spirituelle Dimension von Gerste und anderen heimischen Getreiden findet sich in dem

Buch von Heinz Grill, „Ernährung und die gebende Kraft des Menschen."[23] Der Autor schreibt, daß Nahrung aus dem Meer kosmischen Lichtes geschaffen wurde. „Getreide ist dabei von einer göttlichen Hand gesegnet." Im Wesen des segensreichen Getreides liege ein geistiges Geheimnis verborgen. „Für den Menschen, der nach höheren Idealen strebt, ist Getreide ein wichtiges Hauptnahrungsmittel."

Heinz Grill bezeichnet Getreide auch als „Nahrung des Geistes", wobei aber aus Weißmehl gebackenes Brot keine eigentliche Kraft mehr für die Seele besitze, „es ist durch die Isolation der Kohlenhydrate ein einseitiges Nahrungsmittel geworden." Gerade die heimischen Getreidesorten sollen dem Menschen die Grundlage zur weiteren Bewußtseinsentwicklung geben, das sind vor allem Gerste und Weizen. Gerste bringt der Autor vor allem mit dem Prinzip „Licht" in Verbindung. Diese lebendige geistige Dimension, die über dem Getreide strahlt, schenkt dem Menschen u. a. die Liebe, das Vertrauen, die Meditation, die gebende Kraft und das Wissen. Gerste fördert darüberhinaus Sensibilität, seelische Stabilität und reines, lichtvolles Denken. Auf der körperlichen Ebene hat sie laut Grill eine entschlackende, reinigende Wirkung und wirkt festigend auf den Bewegungsapparat.

Getreidegräser fördern das Erwachen der Kundalini-Energie

Gabriel Cousens beschäftigt sich in seinem Klassiker „Ganzheitliche Ernährung und ihre spirituelle Dimension"[27] mit der Frage, welche Nahrungsmittel unsere Gesundheit und unser spirituelles Wachstum fördern. Er empfiehlt, neben einem Anteil von 35 bis 40 % Obst und einer langfristigen Umstellung auf 80 bis 90 % Rohkost regelmäßig immer mehr „biogene" Grünpflanzen wie Getreidegräser, Sprossen und junge Sonnenblumen zu sich zu nehmen, da sie möglicherweise die am meisten verjüngende Energie auf dem Planeten enthalten. Biogene Nahrungsmittel sind die qualitativ besten und hochgradig lebens- und energiespendend. Diese Lebensmittel sollen in der Lage sein, einen völlig neuen Organismus hervorzubringen.

Man kann Cousens zufolge – und auch nach meinen Erfahrungen – durch eine solche Ernährung die Erfahrung eines liebevollen Einsseins mit Gott aufrechterhalten, die Energiemenge, die zum Erwachen der Kundalini-Energie nötig ist, steigern, und die Körper, Geist und Seele umfassende Erfahrung der Seligkeit des Lichtes und der Liebe verstärken. Grünsäfte fördern einen meditativen Bewußtseinszustand und erleichtern die Meditation. Cousens rät, grüne und frische Säfte zu verwenden, aber er sagt auch, daß dieser Schritt über das hinausgeht, was viele Menschen bereit sind, in ihrem Leben zu tun.

Kosmische Idee und Heilkraft
des Gerstengrases

Dies ist ein Beitrag von Monika Helmke-Hausen und ein stark gekürzter Auszug aus ihrem Manuskript zum Thema der erwachenden Erde. Monika Helmke-Hausen ist Autorin von „Die Lichtkräfte in unserer Nahrung", „Die Botschaft der Früchte" und „Das magische Wissen vom Mond", alle im Bauer-Verlag erschienen.

Alle Informationen, die Sie in diesem Beitrag finden, stammen, ebenso wie alle übermittelten Botschaften ihrer Bücher, aus dem „Quellstrom der Göttin Natur" und sind auf meditative Weise erarbeitet.

Gerstengras verleiht unserer Seele „Flügel"

Gerstengras hilft uns, unser inneres Kind und die damit verbundenen teils verborgenen Anteile unseres Selbst besser zu verstehen. Es erweckt zunehmend ein Bewußtsein in uns um die neuen Kräfte, die den Planeten in ein neues Jahrtausend geleiten. „Vater Himmel" und „Mutter Erde" sind im Gerstengras in einer völlig neuartigen, einer Seele, Geist und Bios entfaltenden Weise miteinander verbunden. Sie verbinden uns mit einer neuartigen Zeitlosigkeit und einer daraus resultierenden Verjüngungskraft. „Die Zeit steht sozusagen still, ein Phänomen, das wir sonst nur mit unseren Innensinnen, wie etwa in der Meditation erfahren können. Meditative Stille schenkt nicht nur unserem Geist und unserer Seele, sondern ebenso auch unseren biologischen Zellen „Nullzeitkräfte", Erholung und Regenerierung. In ähnlicher Art ermöglicht uns dies nun auch das Gerstengras, indem es Zeit und Materie öffnet und in diesem „Nullzeitraum" unsere Ausstrahlung aktiviert und neuartige Wirkkräfte entstehen läßt."

So kommt uns auch die Heilkraft des Gerstengrases in vielerlei Gestalt und nahezu unendlichen Möglichkeiten entgegen. Neben der schnelleren und kraftvolleren Stoffwechseltätigkeit unseres Organismus werden wir bewußter und entfalten in den täglichen Angelegenheiten unseres Lebens mehr Freude und Leichtigkeit. Die weißen Blutkörperchen und Abwehrzellen in der Lymphe fühlen sich siegreicher, eine neue Transparenz der Lebendigkeit durchwirkt uns und unsere Flüssigkeitssysteme.

Im Gerstengras sind hormonelle Steuerungsmodelle enthalten, die unseren Geist siegreich, unseren Willen stark, unser Selbstvertrauen wachsend und unsere Seele aufblühend machen. Es ist, als ob die Seele langsam, langsam einen Schleier und ein Gewand nach dem anderen wieder ablegt, die sie sich zum Schutz vor weiteren Verletzungen übergezogen hat. Mit Hilfe der Kraftfelder des Gerstengrases werden wir fähig, die Ursachen unserer Traurigkeiten und Depressionen und unsere Seelenfinsternis zu erkennen und schrittweise loszulassen. Der Mensch gewinnt wieder mehr Zugang zu seinem inneren Wesen, zu seinen Wurzeln, zur Kraft des Lebens an sich. Denn alles Äußere bezieht seine Kraft allein aus dem Inneren. Gerstengras entwickelt in uns Fähigkeiten, unsere in uns wohnende Göttlichkeit anzunehmen und zunehmend schöpferisch zu wirken. Dies ist in Wahrheit die Fähigkeit zur Magie.

Wir können mit Hilfe des Gerstengrases leichter mit unseren irdischen wie unseren geistigen Brüdern und Schwestern in Kontakt treten, mit den Tieren und Pflanzen genauso wie mit den Engeln und geistigen Wesen. Unser zellulares Leben wird optimal gereinigt und entgiftet. Gerstengras ist eine große Hilfe für die Menschen im aufbrechenden Zeitalter, welches mit vielen Neuerungen und Veränderungen, besonders auch im elektromagnetischen, biophysikalischen, atomaren und molekularen Bereich stattfinden.

Gerstengras hat ungeahnte Heilmöglichkeiten auch bei Strahlenbelastung

Gerstengras ist ein Geschenk der großen Göttin. So hat Gerstengras ungeahnte Heilmöglichkeiten, die alles, was bisher von ihm bekannt ist, nicht nur bestätigen, sondern übersteigen. Auf dem Durchsichtigmachen und Transzendieren von Zeit, so, wie wir sie heute noch verstehen, beruht sein verjüngender Effekt. Gerstengras eignet sich zur Kombination mit allen nur denkbaren Heilverfahren und natürlichen Heilkräften, die es in ihrer Wirkung vervielfältigt und geradezu potenziert. Daher ist Gerstengrassaft zum Beispiel eine sehr gute Vorbereitung und Begleitung für den optimalen Einsatz jeglicher Homöopathie. Allerdings verträgt es sich mit etlichen Retortensubstanzen nicht so gut, mit manchen sogar überhaupt nicht. Wer auf chemische Medikamente eingestellt und angewiesen ist, kann aber dennoch Gerstengras einnehmen, denn schaden wird es nie, sondern auch dann stets die Möglichkeiten finden, die überhaupt noch zur Regenerierung gehbar sind.

Gerstengras ist in der Lage, negative Radioaktivität umzupolen. Weswegen Gerstengrassaft auch als Heilmittel gegen zellschädigende Bestrahlungen verschiedenster Art eingesetzt werden kann. Durch die neuartigen positiven radioaktiven Kraftladungen im Gerstengras befähigt es den Menschen, ein neues Bewußtsein und völlig neuartige Kräfte zu entfalten, die wir zur Bewältigung der Herausforderungen dieser Zeitenwende benötigen. Die Seele erwacht zu eigenständigem Willen, zur Seelenmagie.

Verjüngung, Regeneration und andere Heilwirkungen

Durch die Nullzeitphänomene , die durch Gerstengrassaft eintreten, können sich biologische Verjüngungserscheinungen entfalten. Die Zellen haben im Raum der Zeitlosigkeit die Möglichkeit, sich zu regenerieren und zu transformieren, weswegen Gerstengrassaft sowohl zur generellen Aktivierung und **Zellverjüngung**, als auch bei hartnäckigen, immer wiederkehrenden und **schweren Erkrankungen** verwendet werden kann.

Da der Gerstengrassaft bereits über die Mundschleimhaut aufgenommen wird, kommt es zu einer Regeneration für die **Zähne**, das **Zahnfleisch**, die gesamte **Mundhöhle** und den **Kieferbereich**. Es findet eine Entgiftung der Zähne von Radioaktivität und geopathischen Störstrahlungen statt. Die Mundhöhle und die Zähne können mit dem Gerstengrassaft auch gespült und es kann damit gegurgelt werden, wobei Verdünnung mit Wasser noch wirkungsvoller als der reine Saft ist.

Wird die Zunge mit einem Mulltüchlein oder Taschentuch, das mit Gerstengrassaft getränkt wurde, abgerieben, kommt es auf reflektorische Weise zu einer Reinigung der **Galle**, der Bauchhöhle und des **gesamten Magen-Darmtraktes** und der **Leber**. Dieses Verfahren kann unterstützend bei Entgiftungs-, Fasten- und Abnahmekuren dreimal täglich durchgeführt werden. Auch das Gurgeln mit verdünntem Gerstengrassaft ergibt Heilresonanzen in den Bereichen Speiseröhre, Magen, Leber und dem gesamten Darmtrakt, sowie im Bereich des Darmausganges: **Geschwülste, Entzündungen, Hämorrhoiden** und damit oft verbunden **schwere, schmerzende Beine.**

Für die **Milz** und die **roten Blutkörperchen** ergibt sich eine generelle Regeneration und eine Verbesserung des Blutbildes. Alle Zellen erwachen zu einer neuen Harmonie. Gerstengras aktiviert generell die **Selbstheilungskräfte**. Gerstengrassaft ist ein echtes **Verjüngungsmittel** für **Körper, Seele** und **Geist.** Er reinigt, steuert generell den Stoffwechsel in Richtung Optimum hin und läßt den Spaß an „Sünden" vergehen, wie etwa Rauchen oder zu viel essen. Er weckt die Freude an Reinem und Lichtvollem und eignet sich daher hervorragend als Begleitung zu einer **Suchttherapie** oder bei **Arzneimittelmißbrauch**.

Die **Lunge** wird entgiftet. Alte Schlacken und Rückstände von Vergiftungen oder vom Rauchen können ausgeschieden und abgehustet werden. Die Lunge wird von Schleim befreit, und das Lungengewebe regeneriert sich. Dadurch wird auch das **Herz**, das mit der Lunge reflektorisch und auf vielerlei Weise verbunden ist, in der Folge gereinigt.

Auch die **Nerven** und das gesamte Nervennetz unseres Körpers werden verjüngt, glatt und „schlank". Durch Gerstengrassaft zieht sich das Nervengewebe wieder zusammen, stößt Verunreinigungen und Vergiftungen ab, wird blitzeblank, glatt und verjüngt, und die Informationen können wieder optimal übertragen werden.

Besonders wichtig ist dies bei Menschen mit immer wiederkehrenden **Schmerzzuständen** wie **Migräne, Nervenschmerzen**, **Nervenentzündungen**, **Gesichtsrose** und anderen. Zusätzlich zu einer kurmäßigen, langfristigen Einnahme sollte man die zugeordneten Hautsegmente mit Gerstengrassaft einreiben oder betupfen und besprühen.

Das Gesicht wird strahlend und die **Augen** und **Haare** glänzend. Die **Haut** wird glatt und rein. Nicht nur die Lungenatmung, sondern auch die Hautatmung und die Zellatmung wird intensiviert, was durch Bürstenmassagen und Sport in der Natur noch verstärkt wird. Die **Fingernägel** werden reiner und heller. Nach einer Weile werden alle **Sinnesorgane** geschärft, die **Ohren** hören besser und empfangen feinere Töne, die **Augen** sehen schärfer und werden empfänglicher zugleich für weichere Harmonien. Die **Empfindsamkeit** wird ständig höher, was nicht nur für Künstler wichtig ist, sondern für alle Menschen, die sich mit den feinsten Seelenregungen ihrer Mitmenschen verbinden wollen.

Der **Geist** und das **Denken** werden heller und klarer, leichter und flüssiger. Auch die **Seele** kann freier atmen und hat neue Möglichkeiten, sich selbst zu erkennen. Die **Wachsamkeit** schärft sich, und die **Aufmerksamkeit** wird erhöht.

In Verbindung mit **frischen Früchten** oder **Fruchtsäften** ergeben sich synergetische, sich gegenseitig fördernde Wirkungen. Mit dem Apfel kommt es zu einer Entstressung, Aufheiterung und Durchlichtung der Seele. Mit der Birne erreichen wir einen Rückzug ins Innere und Kraftfinden aus sich selbst heraus. Mit der Mandarine kommt es zu stärkster Entgiftung und Auflösung schwammigen Zellgewebes. Mit der Kirsche werden wir freimütig und befreien innere, verborgene Kräfte unserer Persönlichkeit. Mit Kiwi, Ananas und Holunder wirkt Gerstengrassaft unterstützend bei Krebserkrankungen.

So ist Gerstengras ein Schlüssel für verschiedene Möglichkeiten und Therapien der Neuen Zeit. Denn es hat die Fähigkeit, zeitlos heilende Kräfte in unserem Leben wirksam werden zu lassen, die Seele zu stärken und den Geist des Wassermannzeitalters real in unserem Leben in Erscheinung treten zu lassen.

Zur Geschichte der Gerste und Entdeckung des Gerstengrassaftes

Gerste, ältestes Getreide der Welt, und Stärkungsmittel bei Ägyptern und Chinesen

Gerste, lat. Hordeum vulgare (Saatgerste) oder Hordeum distichon (Zweizeilige Gerste), wird der Familie der Süßgräser (Gramineae) zugeordnet

Das Wort „Getreide" stammt aus dem Althochdeutschen „gitregedi" und bedeutet so viel wie: „alles, was getragen wird, Ertrag, Kleidung, Gepäck" und auch „alles, was der Boden trägt". Die neuhochdeutsche Form „Getreide" wurde durch Luthers Bibelübersetzung geläufig, in der es heißt: „Am zweiten-ersten Sabbat ging ER durch Getreidefelder, seine Jünger pflückten Ähren ab ...". Vor 150 Jahren bekamen Universitätsprofessoren in Deutschland, wie der berühmte Arzt Hufefeld, einen Teil ihres Gehaltes in Form von Getreide ausbezahlt.

Bereits in grauer Vorzeit wurde Getreide gedörrt und geröstet. Man hat geröstete Gerste aus der Eiszeit gefunden, sie findet sich in der Alt- und Jungsteinzeit, und auch die Ägypter und Griechen haben Getreide angebaut und geröstet. Die Gerste wächst in Tibet bis zu 4400 m Höhe, und sie wird sogar in der Sahara angebaut bis hinunter zum Äquator. Barbara Rütting schreibt in „Mein neues Kochbuch", daß die Gerste in China zu den fünf heiligen Pflanzen gehörte, die der Kaiser selbst aussäte.

„Gerste, das heilige Geschenk der Götter"
(Ägypten)

Gerste ist das älteste Süßgras der Welt und das älteste Getreide, das kultiviert wurde. Sie stammt aus Vorderasien und wird mit ihren geraden, langen Blättern bis zu einem Meter hoch. Bereits vor rund 7000 Jahren baute man Gerste an. Der „North Dakota Barley Council" hat die Ursprünge von Gerste sogar bis 18 000 Jahre vor Christi zurückverfolgt.[28] In Babylon war Gerste Standard-Zahlungsmittel. 5000 Jahre vor Christi war Gerste neben Weizen das Grundnahrungsmittel der Ägypter. Nach der Legende hat die Göttin Isis dem Volk am Nil Gerstenkörner aus dem Libanon gebracht,[29] und im alten Ägypten und in Griechenland nannte man es sogar „das heilige Geschenk der Götter".

Im alten China wurde Gerste als Symbol männlicher Potenz betrachtet, weil die Gerstenähren „Bärte" (Haare) tragen und viele Samen haben. Griechische Münzen zeigen Gerstenähren und -halme. Römische Gladiatoren wurden „Hordearii", Gerstenesser, genannt und traten in Streik, als im Krieg die Gerstenration gekürzt werden sollte. In Indien opferte man dem Hindu-Gott Indra für das Gedeihen der Gerste. Bereits tausend Jahre vor Christi ernährten sich die Seeanwohner der Schweizer Alpen von Gerste. Christobal Kolumbus segelte unter der königlichen Flagge von König Ferdinand und Königin Isabèl von Spanien zu „El Mundo Nuevo", der Neuen Welt, und brachte ihr die Gerste. Später brachten amerikanische Pioniere das hochgeschätzte Getreide zu den Prärien des Westens und der Pazifischen Küste.[30]

Vom „heiligen Geschenk der Götter" zum Grundnahrungsmittel einfacher Leute

Im Mittelalter aßen die einfachen Leute und Bauern ein schweres Brot aus Gerste und Roggen. Der anspruchsvollere Weizen wurde erst vereinzelt angebaut und war den

Adligen vorbehalten. Heute gibt es zahlreiche Gerstensorten. Bald verdrängte der „vornehmere" Weizen die Gerste. Die Gerste gilt als gehaltvolles Nahrungsmittel und findet meist in Form von Mehl, Grütze, Flocken und glasierten Körnern Verwendung. Ihre Verwendung als Getränk datiert aus vorgeschichtlicher Zeit, als geröstete, im Mörser zerriebene und mit Wasser vermischte Gerstenkörner zum Gären gebracht wurden. Daraus entstand ein schaumiges, weinähnliches Getränk, dem Vorläufer des späteren, besonders von den Kelten geschätzten Bieres. Heute wird Gerste in erster Linie als Pferdefutter sowie in Verbindung mit Hopfen zur Bierherstellung angebaut.

Beim Gären entwickelt das Gerstenkorn bestimmte Enzyme, die Malz entstehen lassen. Stärke kann so besonders gut vom Körper aufgenommen werden. Malz wird als Stärkungsmittel Kranken, Rekonvaleszenten, Kleinkindern und älteren Menschen verabreicht. Geröstetes Malz ist als Kaffee-Ersatz wohlschmeckend, nahrhaft und leicht verdaulich. Gerstenkaffee aus gerösteten und gemahlenen Gerstenkörnern ist ein bekanntes Hausmittel zum Gurgeln bei Mandelentzündung. Gerstengraupen werden in der Diätküche aufgrund ihrer Schleimfähigkeit zur Beruhigung bei nervösem Magen eingesetzt.

Der Gerstenkeim enthält Hordenin und ein Alkaloid, das auf den Körper eine ähnliche Wirkung wie das Hormon Adrenalin hat, das den Blutdruck erhöht und die Herztätigkeit anregt. Gerste wirkt blutdruckerhöhend bei zu niedrigem Blutdruck, und ausgleichend bei zu hohem, also herzregulierend. Es hat eine beruhigende, seditative Wirkung und wird auch gegen Durchfall genommen. Das „Gerstenwasser", ein Absud von geschälten Gerstenkörnern, hat zu Recht den Ruf, ein mildes Stärkungsmittel zu sein. Als äußerliche Anwendung, vor allem als warme Kompresse, wirkt es lindernd und beruhigend.

Spelzfreie Gerste als ganzes Korn und auch als Vollkornmehl hat noch überraschend viele Nährstoffe zu bieten. Am gesündesten und nährstoffreichsten ist das Gerstenkorn, wenn man es zum Keimen bringt.

Gerstengras, schon in biblischen Zeiten als Heilmittel bekannt

Im Vergleich zum Gerstenkorn ist das Gerstengras aber ein noch weit heilkräftigeres, potenteres Lebensmittel. Wahrscheinlich war nicht nur Weizengras, sondern auch Gerstengras als Heil- und Lebensmittel bereits den Essenern zu Zeiten Jesu bekannt. Nach dem Buch Daniel im Alten Testament soll König Nebuchadnezzar (630 bis 562 v.Chr.) sieben Tage nur von Gras gelebt haben. Er behauptete, daß er dadurch wieder klar denken und sein Königreich regieren konnte.

Von den alten Kulturen im Orient und dem Mittleren Osten ist überliefert, daß sie die jungen Gräser von Weizen und Gerste aßen.[31] Auch die Ägypter des Altertums sollen bereits Gerstengras und Alfalfa als Nahrungsergänzungs- und Kräftigungsmittel gekannt haben. Die Indianer Nordamerikas verwendeten Gerstengras äußerlich und innerlich zur Heilung.[32] Auch die keltischen Druiden in Schottland, Irland und Nordfrankreich haben neben Weizengrassaft auch Gerstengrassaft für die Wundheilung und als „Zaubertrunk" vor Kriegszügen für den eigenen Stamm eingesetzt.[33] Getreidegräser sollen auch bei indianischen Stämmen Mittelamerikas als Wundheilmittel eine Rolle gespielt haben, und außerdem als Blutreinigungs- und Stärkungsmittel in China unter den Kaisern der Ming-Dynastie im Mittelalter.

Phaeton – Erwachen aus der Zeit

Wandlung geschieht,
Verborgenes greift
nach dir,
Macht will sich verstecken
vor der Umkehr.
Feuer birst,
Tag gleißt,
Licht spricht dich los.

Humus entsteht,
leuchtet deinen neuen Weg.
Göttin der Dunkelheit entbindet,
befreit ihre Kinder,
sammelt ein auf Erden,
was Ihr ist,
neue Wege geht,
neue Macht birgt,
im Dämmern neuen Morgens.

Verbrannt war die Erde
durch den Sturz des Lichts einst,
neu wird Zartheit
und Liebe.
Gras wieder wächst,
läutet ein neues Zeitalter ein,
siegt
im Himmel
wie auf Erden.

Monika Helmke-Hausen

Getreide hatte zu biblischen Zeiten einen so hohen Stellenwert, daß es an sehr vielen Stellen in der Heiligen Schrift erwähnt wird. Die Rolle des Getreides war mächtig und sein Besitz sorgte für das Überleben. Noch heute gibt es in vielen Städten die großen „Kornkammern" oder „Kornhäuser"

Getreidegräser werden von der Wissenschaft wiederentdeckt

Einer der ersten, der die Heilkräfte im Getreidegras entdeckte und sich wissenschaftlich damit beschäftigte, war 1928 Dr. Schnabel in Kansas City. Er bemerkte, daß Hühner, die mit blutbildendem Pflanzenmaterial in Form von Getreidegräsern gefüttert wurden, viel mehr Eier legten und wesentlich länger lebten als die mit normalem Hühnerfutter gefütterten. Bei nur zehnprozentiger Zufütterung mit Getreidegräsern stieg die Produktion von Eiern im Winter von durchschnittlich 38 auf 94 Prozent an! Nicht nur mehr Eier wurden gelegt, sondern die Eier hatten auch wesentlich härtere Schalen, und aus ihnen entwickelten sich viel gesündere Küken als aus Eiern normal gefütterter Hennen. Dr. Schnabel: „Auch ein Kind konnte die blühende Gesundheit der grasgefütterten Hühner erkennen."[34]

Als ich diese Zeilen schrieb, war ich auf einer Bio-Finca auf La Palma. Ich begann, den dortigen acht Hühnern Gerstengras und Alfalfasprossen zu füttern, worauf sie ihre Eierproduktion innerhalb von drei Tagen verdoppelten!

Ermuntert durch diese Erfahrungen, stellte Dr. Schnabel einen getrockneten Auszug aus Getreidegräsern her und verabreichte ihn seiner siebenköpfigen Familie. Der „Buffalo Courier Express" vom 1. Juni 1942 berichtete über ihn, daß keines seiner Kinder je ernsthaft krank wurde oder schlechte Zähne hatte. Dr. Schnabel, seiner Zeit weit voraus, entwickelte daraufhin einen Ernährungsplan für die hungernden Völker der Erde auf der Basis eines hochprozentigen Protein-Nahrungsergänzungsmittels aus Getreidegräsern. Seit Anfang der dreißiger Jahre ist Gerstengraspulver als „erste Multivitaminpille der Welt" in den USA erhältlich.

Getreidegras zur Prophylaxe
von Fehlgeburten

Mitte der dreißiger Jahre hatte Dr. George Kohler an der University of Wisconsin herausgefunden, daß der höhere Nährwert der Milch im Sommer vom Gras stammt, das die Kühe im Frühling und Sommer fraßen, und erforschte intensiv diesen Gras-Saft-Faktor. 1940 fand G. von Wendt heraus, daß die Stillkinder von Müttern, die Milch von Kühen tranken, die mit Sommergras gefüttert wurden, sich wesentlich schneller und besser entwickelten als von Müttern, die Milch von Kühen tranken, die mit Winterfutter gefüttert wurden. Kohler entdeckte, daß junges Getreidegras, an Milchkühe verfüttert, eine wesentlich höhere Milchleistung erbrachte. Daraufhin verabreichte ein Arzt in Kansas City Schwangeren, bei denen die Gefahr einer Fehlgeburt bestand, mit großem Erfolg getrocknetes Getreidegras. Getrocknetes Getreidegras kann man in den USA als Nahrungsergänzungsmittel seit den dreißiger Jahren kaufen.

Ann Wigmore läutete eine Renaissance
von Getreidesäften ein

Wiederentdeckt wurden Getreidegrassäfte in den sechziger und siebziger Jahren in den USA im Zuge eines wachsenden Umwelt- und Gesundheitsbewußtseins. Einen großen Beitrag zu dieser Renaissance leistete Ann Wigmore, die in mittleren Jahren ernsthaft krank wurde und sich daran erinnerte, daß ihre Großmutter im ersten Weltkrieg Wunden von Soldaten mit Getreidepreßsaft geheilt hatte. Mehr über Ann Wigmore ab Seite 61. 1968 gründete sie das in Gesundheitskreisen der USA berühmte „Hippocrates Health Institute", wo sie von der Schulmedizin als unheilbar krank

Aufgegebene durch Grassäfte, andere grüne Lebensmittel, Sprossen und Rohkost heilte.

Wohl der berühmteste Patient, der 1969 geheilt Ann Wigmores Institut verlassen konnte, ist Viktoras Kulvinskas. Sein Buch „Leben und Überleben im 21. Jahrhundert" („Survival into the 21st Century") wurde zum Klassiker auf dem Gebiet natürlicher Ernährung. Noch immer ist er mit Vorträgen, Seminaren und Büchern für mehr grüne Lebensmittel und Gesundheitsbewußtsein aktiv.

Am anderen Ende der Erde entdeckt Dr. Hagiwara mit Gerstengras „das perfekteste Lebensmittel der Welt"

Etwa zur gleichen Zeit wie Dr. Wigmore in Boston, beschäftigte sich auf der anderen Seite der Erde der Wissenschaftler Dr. Hagiwara mit den gesundheitlichen Vorzügen von Getreidegräsern und begann, nach dem gesündesten Lebensmittel der Welt zu fahnden. Ähnlich wie Dr. Schnabel etwa fünfzig Jahre vor ihm, kam er zu dem Schluß, daß „die Blätter von Getreidegräsern das perfekteste Lebensmittel darstellen, was dieser Planet anzubieten hat. Von allen Lebensmitteln, die ich getestet habe, haben die jungen Blätter der Gerste und bestimmter anderer Getreidegräser die bemerkenswertesten Mengen von aktiven Bestandteilen."[35]

Hagiwara entschied sich für Gerstengras als ideales Nahrungsergänzungsmittel für den Menschen aus verschiedensten Gründen. Beispielsweise keimen Gerstensprossen schnell bei weniger als 15° C, einer Temperatur, bei der belastende Schimmelpilze und Bakterien nicht existieren können. Außerdem erfüllt Gerstengras die Kriterien: höchste Nährstoffqualität, beste Erntebedingungen und guter

Geschmack. Er entwickelte einen Extrakt aus Gerstengras mit einem kleinen Anteil an Maltodextrin und als weiteren Zusatzstoff braunen Reis: „Green Magma" – in englischsprachigen Ländern auch „Green Barley Essence" genannt – und bezeichnet es als ideales „Fast Food" für den Menschen der heutigen Zeit.

Die „grüne Revolution" hat noch gar nicht stattgefunden

Heute ist der gesundheitliche Wert von Getreidegräsern auch für die menschliche Ernährung nicht nur ein tausendfach bestätigtes Erfahrungswissen, sondern wurde durch umfangreiche klinische Studien und Laborversuche vor allem seit Ende der sechziger Jahre in den USA und Japan bestätigt. Seibold: „Diese beiden Bewegungen, zusammen mit einer vermehrten Verfügbarkeit von nährstoffschonend präpariertem, in Amerika angebautem Getreidegras, sind verantwortlich für eine Renaissance in der Verwendung von Getreidegräsern als Nahrungsmittel für Menschen." In den USA gibt es in vielen vegetarischen Restaurants und Naturkostläden die Möglichkeit, frischgepreßten Gersten- oder Weizengrassaft zu trinken und Tabletten mit Getreidegras zu kaufen.

Vielleicht kann dieses Buch einen Beitrag leisten, daß diese „grüne Welle" auch nach Deutschland schwappt. Die wahre „grüne Revolution" – mehr Grünes auf den Tisch und in den Magen – hat noch gar nicht stattgefunden.

Dr. Wigmore – die Getreidesaft-Pionierin

Ann Wigmore heilte Schwerkranke und Bettlägerige mit Weizen- und Gerstengras

Dr. Wigmore kam ursprünglich aus Litauen. Sie konnte beobachten, wie ihre Großmutter im ersten Weltkrieg verletzte Soldaten mit Weizen- und Gerstengras heilte, das sie ihren Patienten zu trinken gab und auf Wunden band. Als Ann Wigmore, die in die Vereinigten Staaten ausgewandert war, ernsthaft an einer Colitis (Dickdarmentzündung) erkrankte, erinnerte sie sich an die Heilkünste ihrer Großmutter. Sie begann, Weizen- und Gerstengras, das in der Nähe ihres Hauses wuchs, auszukauen, und nach kurzer Zeit war sie nicht nur von ihrer Krankheit geheilt, sondern ihre schon weiß gewordenen Haare bekamen wieder ihre ursprüngliche braune Haarfarbe.

Um es bequemer zu haben, begann Ann Wigmore, den Saft auszupressen und zu trinken. Nachdem sie solche Erfolge an sich selbst erlebt hatte, begann sie, ihre Hunde und Katzen mit Grünsaftzusätzen aus Weizen- und Gerstengras zu füttern. „Genau wie ich, wurden sie viel aktiver und richtig aufgepeppt, und sie wirkten verjüngt und energetisch aufgeladen, wie verwandelt!" erzählte mir Ann Wigmore in einem der zahlreichen Telefongespräche, die wir miteinander führten.

„Gerstengras ist eines der besten Mittel zur Reinigung, Heilung und Regenerierung und zum Schutz und zur Verjüngung unseres Gesundheitszustandes und Körpers."
(Ann Wigmore in „Schlank, fit und gesund mit Weizengras")

Der Ruf von ihrem „magischen Gesundheitselexier" verbreitete sich rasch in ihrer Nachbarschaft, und sie begann, zahlreiche ihrer kranken Nachbarn und Freunde mit Grünsäften zu versorgen. Über den Erfolg war sie selbst erstaunt: „Stell dir vor, viele konnten seit Jahren das erste Mal das Bett verlassen, und einige konnten sogar wieder arbeiten, als sei nie etwas gewesen! Ich konnte dieses Wunder kaum glauben."

1968 gründete Dr. Wigmore das *Hippocrates Health Institut* in Boston, in dem sie vor allem Menschen mit degenerativen Erkrankungen behandelte, denen die Schulmedizin wenig helfen konnte. Die Behandlung bestand vor allem aus Weizengrassaft, Gerstengrassaft und enzymreicher Rohkost. Da sie keine Ärztin war, wohnten ihre zahlreichen Seminarteilnehmer umsonst als ihre „Gäste" in ihrem Institut, und private Spenden wurden ihr inoffiziell heimlich in Briefumschlägen zugesteckt, da sie offiziell keine Einnahmen aus ihrer Arbeit erzielen durfte.[36]

Getreidegräser helfen bei fast allen Krankheiten, auch bei Krebs

Ann Wigmore, die über 80jährig leider vor wenigen Jahren bei einem Brand in ihrem Labor ums Leben kam, war stolz darauf, daß sie viele Menschen betreute, die von den Ärzten als „austherapiert" aufgegeben wurden, nachdem sie vorher

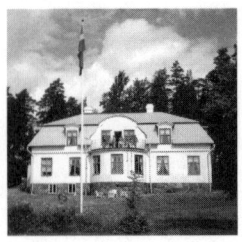

Dr. Wigmores „Living Food Global Center" in Skeppsgården, Schweden, hier behandelte sie mit Grassäften und enzymreicher Rohkost

mit chirurgischen Eingriffen, Strahlen- oder Chemotherapie behandelt worden waren. Viele berichteten, daß die Ärzte sie mit diesen Worten zu Ann Wigmore geschickt hatten: „Wenn wir Sie jetzt dieser Frau da übergeben, sterben Sie wenigstens aufgrund von Quacksalberei und nicht durch unsere Hände oder unsere Methoden." Viele Patienten, die manchmal nicht mehr gehen konnten und auf Bahren zu ihr getragen wurden, wurden nicht nur gesund, sondern fühlten sich besser als je zuvor und verbreiteten die gute Botschaft von ihrer Genesung, wie zum Beispiel Eydie Maie Hunsberger.

Ann Wigmore glaubte, daß Gersten- und Weizengrassaft für so gut wie alle Krankheiten ein Heilmittel ist. Sogar bei Alkoholabhängigen, Drogenabhängigen, zuckersüchtigen Jugendlichen, Menschen mit Erschöpfungszuständen, Infekten und der weitverbreiteten Mangelernährung verzeichnete sie atemberaubende Erfolge. Ihr Schüler Viktoras Kulvinskas und der Japanische Pharmazeut Dr. Hagiwara arbeiteten ebenfalls sehr erfolgreich mit Grünsäften, aber Ann Wigmore steht in ihrer Pionierleistung als Forscherin über die Heilwirkung von Weizengras- und Gerstengras-Säften bei vielen Krankheiten einzigartig da. Sie sagte immer wieder: „Ich habe auch die sogenannten 'Unheilbaren' geheilt!"

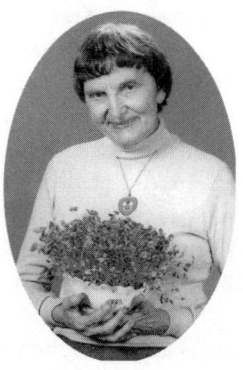

Dr. Ann Wigmore, die Getreidegrassaft-Pionierin war zugleich eine großartige, richtungsweisende Frau

Mit achtzig Jahren fit und vital wie eine 35jährige

Ich habe mehrmals mit Ann Wigmore am Telefon sprechen können und kenne einige Menschen, wie Halima Neumann, die Ann Wigmore persönlich kennengelernt haben. Alle berichten von einer Frau, die zwar über achtzig war, aber bis zuletzt die Ausstrahlung und die Vitalität einer Mittdreißigerin hatte. Schlank und rank wie ein junges Reh sprang sie zwischen ihren Keimgefäßen und Tabletts mit Weizengras hin und her, ihrer Standardausrüstung, ohne die sie auch nie auf Reisen ging. Auch einen Weizengrasentsafter hatte sie immer dabei, mit dem sie ihren 5-Tage-Weizen und ihre Gerste selbst im Hotel entsaftete. Auf die Frage, ob das alles ihr nicht eine Menge Arbeit mache, pflegte sie mit einem spitzbübischen Lächeln zu antworten: „Ja, aber diese Mühe lohnt sich doch, oder nicht? Sehen Sie doch selbst: Eine achtzigjährige Großmutter mit der körperlichen Fitneß und der Energie einer Fünfunddreißigjährigen!"

Menschen, die von Ann Wigmore durch ihre Grassaft-Therapie geheilt wurden, verdanken ihr nicht nur ihr Leben, sondern eine Lebensqualität, die sie nie für möglich gehalten und für sich beansprucht hatten. Eydie Mae Hunsberger, ein ehemaliger Krebspatient: „Anns Safttherapie gab mir *mein Leben* zurück! Eine Erneuerung des Lebens, die ich mir nie geträumt hätte, in dem jämmerlichen Gesundheitszustand, in dem ich mich damals befand!"[37] (Von Anne Wigmores zahlreichen Büchern ist bereits in deutsch erschienen: „Schlank, fit und gesund mit Weizengras,"[38] dessen Originalausgabe bereits 1985 veröffentlicht wurde. In Schweden besteht die Möglichkeit, in Seminaren die von Ann Wigmore propagierte Ernährungsweise zu erlernen.[39])

Man kann auch Seminare im Ann Wigmore Zentrum in den USA besuchen und dort ihre englischsprachigen Bücher bestellen. („The importance of Wheat Grass, Barley Grass and other green vegetables in the human diet", Wilderness Community Education Foundation, Inc., Lawrence, USA 1990, S. 16)

Dr. Hagiwara – der Gerstengras-Entdecker

Durch einen Leidensweg in die Arme von Mutter Natur getrieben: „Laßt eure Nahrung eure Heilmittel sein" (Hippokrates)

Dr. Yoshihide Hagiwara wurde 1925 in Oita, Japan, geboren. Nach dem 2. Weltkrieg lebt er in Hiroshima und wird dort mit den verheerenden Auswirkungen radioaktiver Strahlung konfrontiert. 1949 schließt er sein Universitätsstudium mit einem Diplom in Pharmakologie ab und eröffnete die Dr. Hagiwara Apotheke. Einen großen Teil seiner Freizeit widmet er der Erforschung neuer Medikamente. Nach der Entwicklung von mehreren sehr erfolgreichen Arzneimittelpräparaten gründet er eines der größten pharmazeutischen Unternehmen Japans. 1960 wird er Arzt für Allgemeinmedizin.

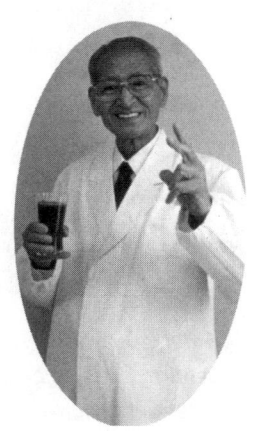

Durch seinen eigenen Leidensweg wird Dr. Hagiwara damit konfrontiert, daß viele chemische Präparate nur Krankheitssymptome unter-

Dr. Yoshihide Hagiwara

65

drücken, aber Krankheiten nicht wirklich heilen können. Er beschreibt in „Green Barley Essence, The Ideal ‚Fast Food'", wie er sich bei der Entwicklung eines neuen Medikamentes mit organischem Quecksilber vergiftete. „Meine Mitarbeiter und ich entwickelten rote Stellen auf der Nase und die Haut schälte sich, während wir versuchten, ein Medikament zu entwickeln, das bei Hautproblemen hilft." Dr. Hagiwaras Zähne fielen aus, sein Haar wurde grau – und er war doch erst 38 Jahre alt! Er merkte, wie seine mentalen und körperlichen Kräfte rapide schwanden. Seine Versuche, mit Vitamintabletten und Hormonspritzen wieder fit zu werden, hatten keinen Erfolg. Frustriert erkannte er, daß die Vitamintabletten und Medikamente, die er gegen Erschöpfungszustände entwickelt hatte, offenbar völlig nutzlos waren.

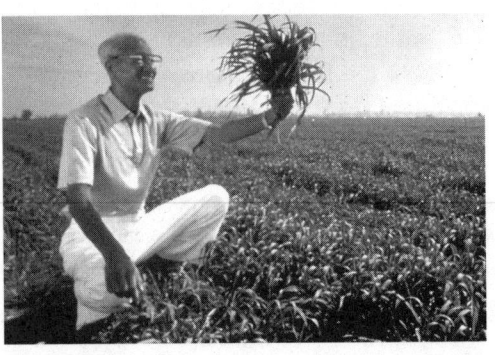

Dr. Hagiwara heilte erst sich und dann andere mit Gerstengrassaft – er gehört zu denjenigen, die die wissen-schaftlichen Untersuchungen des Gerstengrassaftes in unvergleichlicher Weise voranbrachten. Hier ist er auf einer seiner Plantagen zu sehen

Er vernachlässigte seine Gesundheit, während er für die Gesundheit anderer forschte

Zu allem Überfluß hatte Dr. Hagiwara sich eine sehr ungesunde Ernährungs- und Lebensweise angewöhnt. Er gönnte sich wegen seines übergroßen Arbeitspensums nur drei Stunden Schlaf am Tag, und seine Mahlzeiten bestanden meist aus Hamburgern oder Reis mit Curry. Zehn Jahre lang aß er mittags Curry und Reis und spätabends ein Hamburger-Steak, wozu er sich einen Softdrink runterkippte: „Ich war einfach zu beschäftigt, um mir die Zeit zu nehmen, gesündere Mahlzeiten zuzubereiten." Kein Wunder, daß seine Zähne faul wurden und seine physische und mentale Leistungskraft schwand. Dr. Hagiwara erkannte, daß er, der sein Leben der Idee gewidmet hatte, einen Beitrag zur Gesundheit der Menschheit zu leisten, seine eigene Gesundheit darüber sträflich vernachlässigt hatte. Diese Erkenntnis wurde zu einem Wendepunkt in seinem Leben.

Dr. Hagiwara begann, sich intensiv mit chinesischen Kräuterpräparaten zu beschäftigen. Schon als Kind hatte ihm einmal die traditionelle japanische Ernährungsweise mit viel Gemüse, Kartoffeln, Sojabohnen und Hirsebrei sein Leben gerettet, indem er von einer schweren Tuberkulose geheilt wurde. Ein Jahr lang konnte er aufgrund seiner Krankheit

„In unserer prekären und belasteten Welt wird Gesundheit die Priorität Nummer 1. Verarbeiteten Nahrungsmitteln fehlt es oft an Vitaminen, Mineralien und den notwendigen Enzymen. Unter solchen Bedingungen fürchte ich, daß die menschliche Rasse sich in einigen Jahren nicht mehr gesund fortpflanzen kann".
(Dr. Hagiwara)

nicht in die Schule gehen! Seine Forschungen bestätigten ihn darin, daß die Kraft grüner Blätter als Nahrung die Quelle für das Leben und das Wohlergehen des menschlichen Körpers gebildet hatte – bis zum 20. Jahrhundert. Er glaubt, daß der ständig zunehmende Wegfall der natürlichen grünen Kraft in der menschlichen Ernährung von allem anderen die ernsthafteste Bedrohung für Gesundheit ist.

Aufgrund der Aussagen von Hippokrates („Laßt eure Nahrung eure Heilmittel sein") und Shin-huang-ti, der vor Jahrtausenden gesagt hat: „Die Ernährung ist es, die wahre Gesundheit erhält und zum besten Medikament wird", begann Dr. Hagiwara nach einem Lebensmittel zu fahnden, das wirkliche Gesundheit fördern würde, indem es die Selbstheilungskräfte des Körpers vitalisiert und stärkt.

Getreidegräser, die ideale Nahrung auch für Menschen

Wie nun kam Dr. Hagiwara auf die Idee, daß Getreidegräser die ideale Nahrung für den Menschen sind? Zu der Zeit, als er sich mit grünen Gemüsesäften beschäftigte und ihren Inhalt analysierte, besuchte er einen Bauern auf der Chita-Halbinsel im Südwesten von Japan. Es war Sommer, aber er konnte keine Reispflanzen finden, die um diese Jahreszeit normalerweise überall in Japan wachsen. Stattdessen sah er italienisches Roggengras, Roggen und großflächig tiefgrünen Hafer. Dr. Hagiwara war bekannt, daß Reis im Verkauf etwa 1.600 Dollar pro Hektar erbrachte, während für grüne Roggenblätter nur 120 Dollar bezahlt wurden. Und so fragte er natürlich den Bauern, warum er sein Land an ein unrentables Getreide verschwende. Seine Antwort war, daß er durch seine Kühe einen Mehrertrag von 4900 Dollar im Jahr erwirtschaften könne, wenn er sie mit Roggenblättern statt Heu oder Weidegras füttern würde. Er fügte hinzu, daß die Zeit, in der eine Kuh Milch gibt, durch diese Fütterung um fünf oder sechs Jahre verlängert würde. Dr. Hagiwara: „Ich war erstaunt, auf diese Weise zu erfahren, welche Fähigkeit die grünen Getreidegräser haben, so viel Vitalität und Energie zu erzeugen."

Die Untersuchung von etwa 200 natürlichen Quellen von Chlorophyll auf Nährstoffdichte und optimale Nährstoffzusammensetzung führte Dr. Hagiwara zum grünem Gerstengras. Von allen Pflanzen, die er testete, hatten die jungen Triebe der Gerste die bemerkenswertesten Mengen aktiver Bestandteile. Gerstengras ist reich an Mineralien und Vitaminen, enthält doppelt so viel hochwertiges Eiweiß wie Weizenkörner, enthält viel Zellulose und wenig Kalorien. Das Ergebnis seiner Bemühungen war „Green Barley Essence", bei uns unter dem Namen „Green Magma" im Handel. Ein schonend getrockneter und pulverisierter Saft aus Gerstengras, der zum Zeitpunkt optimalster Nährstoffdichte geerntet und weiterverarbeitet wird.

Auch vom Geschmack war Dr. Hagiwara überzeugt: Sein Gerstengrassaft schmeckt angenehm nach grünem Tee mit frischen Erbsen oder erinnert vom Geschmack her an zarten Spinat. Außerdem paßt sein Produkt perfekt in unsere Zeit – das Anrühren des Saftes dauert nur Sekunden – und kann fast unbegrenzt lange gelagert werden.

Dr. Hagiwara, überhäuft mit Auszeichnungen

1982 gewann Dr. Hagiwara mit seinem Produkt den *Pharmaceutical Meritorious Service Award* und 1987 den Preis des Generaldirektors der *Science and Technology Agency*, gestiftet vom Japanischen Ministerium für Wissenschaft und Technologie, für seine Methode, Pulver aus jungen Gerstenpflanzen herzustellen. Heute ist Dr. Hagiwara stellvertretender Direktor der *Japan Kanpo Shoyaku Manufactures Association*, einer Gesellschaft, die sich mit chinesischen Kräutern befaßt, und Direktor der gemeinnützigen Vereinigung *Japan Health Food Association*. 1992 verbrachte Dr. Hagiwara ein Jahr als Gastprofessor an der Universität in Kalifornien. 1994 bekam er eine weitere Auszeichnung, den „Drug and Medical Meritorious Service Award" (Verdienstorden für die Entwicklung von Heilmitteln – des Japanischen Ministeriums für Wissenschaft und Technologie) für die Entwicklung von einzigartigen Techniken, um Vitamine, Mineralstoffe und lebende Enzyme für Nahrungsmittel in Pulverform zu extrahieren und zu stabilisieren. 1995 wurde Dr. Hagiwara mit einem Preis der brasilianischen Regierung für die Verbesserung der Gesundheit der Weltbevölkerung geehrt. 1990 eröffnete Dr. Hagiwara in Oxnard, Kalifornien, eine weitere Produktionsstätte für Green Magma.

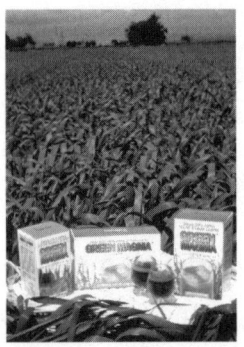

Dr. Hagiwara beschreibt seinen Extrakt aus Gerstengrassaft wie folgt: „Er schmeckt angenehm nach Grünem Tee mit frischen Erbsen und erinnert zudem an zarten Spinat."

Die Medizin sollte die Menschheit vor Krankheit bewahren

Dr. Hagiwaras Credo ist, daß „es das eigentliche Ziel der Medizin sein sollte, die Menschheit vor Krankheiten zu bewahren und körperliche und geistige Fitneß zu fördern." Die Entdeckung einer solch großen Menge von aktiven, gesundheitsfördernden Substanzen in jungen Gerstenblättern betrachtet er als „Offenbarung des Himmels". Dr. Hagiwara hat eine gemeinnützige Stiftung gegründet, *Association of Green and Health*, sowie 1970 eine private Forschungsinstitution, das „Hagiwara Institute of Health", in dem etwa zwanzig Forscher arbeiten. Viele international renommierte Wissenschaftler wie Dr. Mendelssohn vom Krebszentrum der Universität von San Diego und der Zellbiologe Dr. Gordon Sato haben diese Institute bereits besucht. Wissenschaftler aus der ganzen Welt werden von Dr. Hagiwara willkommen geheißen, um die Arbeit seines Institutes kennenzulernen und Vorschläge einzubringen.[40]

Dr. Swope – kompetente Gerstengras-Enthusiastin

Dr. Mary Ruth Swope ist eine Bestsellerautorin. Allein ihr Buch „Green Leaves of Barley" hat sich mehrere hunderttausendmal verkauft. Seit mehr als fünfzig Jahren ist sie auf dem Gebiet der Ernährungsberatung und -erziehung tätig. Ihren Doktortitel als Ärztin erwarb sie an der *Columbia University* in New York City. Weitere Universitätsgrade erwarb sie in South Carolina. Sie machte ihren Universitätsabschluß auf dem Gebiet Nahrungsmittel und Ernährung an der Universität von North Carolina. Mehr als zwanzig Jahre unterrichtete sie als Dekan der Schule für Haushaltsführung der *Eastern Illinois University* in Charleston, Illinois.

Ich habe Dr. Swopes Bücher „Green Leaves of Barley" und „The Spiritual Roots of Barley" gelesen. Ersteres schrieb sie zusammen mit Dr. David A. Darbro, einem Arzt und Botschafter des *American Board of Chelation Therapy* und in den USA durch Fernsehshows und Gesundheitsseminare im ganzen Land bekannt. Ersteres ist für mich das fundierteste und am engagiertesten geschriebene Buch über Gerstengras und über die wichtige Rolle der richtigen Ernährung für unsere Gesundheit, das ich kenne. Sie macht aus ihrer Begeisterung für den getrockneten Saft junger Gerstengräser und einer gesunden Ernährung mit viel „lebendiger", enzymreicher Pflanzennahrung keinen Hehl: „Zellen, die durch gute Ernährung stark gemacht wurden, werden einen weiten Weg zurücklegen, indem sie uns ein Immunsystem schenken, das den Krankheiten der modernen Zeit widerstehen wird, die in unserer Gesellschaft so vorherrschend geworden sind."

Einst hatte Dr. Swope „Quacksalber" belächelt, und jetzt ist sie selbst zur Verfechterin einer ganzheitlichen, sanften Medizin geworden

Wie ist die Schulmedizinerin Dr. Swope, die uns auf der Umschlagseite ihres Hauptwerkes freundlich und strahlend entgegenlächelt, auf die wichtige Bedeutung der Ernährung für unsere Gesundheit gekommen? Es war nicht wie bei Ann Wigmore oder Dr. Hagiwara ein persönlicher Leidensweg, sondern die Krankheit eines Familienmitglieds, der sie mit ihrem schulmedizinischen Wissen hilflos gegenüberstand, und dem eine Methode der Naturheilkunde – die sogenannte Chelattherapie, mit der auch Dr. Hans Nieper in Hannover arbeitet – zur Heilung verholfen hatte. Sie, die sie Naturheilmediziner bisher als „Quacksalber" verachtet hatte, war gezwungen worden, einen lieben Angehörigen einem solchen „Quacksalber" in die Hände zu geben. Und seine Therapie hatte gewirkt!

Schon zuvor war ihr schmerzlich bewußt geworden, daß ihre Patienten nie wirklich gesund wurden. Sie hatte sich damit abfinden müssen, Krankheiten auf einem akzeptablen Niveau zu halten: „Und das war für mich ein Schock." Allmählich wurde sie nachdenklich und stellte ihr bisheriges Wissen in Frage, bis sie selbst zu einem Verfechter einer ganzheitlichen, sanften Medizin wurde.

Dr. Swope konfrontiert ihre Leser mit erschreckenden Zahlen über den Gesundheitszustand des amerikanischen Volkes, wobei es anderswo nicht viel besser aussieht. Siebzig Prozent der Todesfälle in den USA sind auf Krankheiten zurückzuführen, die mit der Ernährung zusammenhängen. Die USA halten den Weltrekord an Osteoporosekranken: Etwa ein Drittel der Frauen leidet nach der Menopause darunter, und zum ersten Mal in der Geschichte der USA sind von diesem Krankheitsbild auch junge Frauen und Männer betroffen. Von 1960 bis 1986 stieg in den USA die Zahl der Todesfälle durch Krebs um 223 %, und das *American Institute of Cancer Research* schätzt, daß 60 % dieser Fälle auf Ernährungsfehler zurückzuführen sind. Dr. Swope sieht einen Zusammenhang mit dem Konsum von Softdrinks und dem Konsum von Fleisch und Fisch.

Ein gesundes, natürliches und lebendiges Lebensmittel für strahlende Gesundheit

„Viele der bestausgebildetsten Ärzte glauben, daß Medikamente, die zur Zeit verschrieben werden, voller Nebenwirkungen und nutzlos, wenn nicht lethal (tödlich), für kranke

Menschen sind," verrät Dr. Swope. Im Gegensatz dazu, betont sie immer wieder, haben gesunde Lebensmittel keinerlei lebensbedrohlichen Begleiterscheinungen, sondern als einzige Nebenwirkung strahlende Gesundheit. Ihr Kernsatz: „Wenn die Amerikaner von Krebs, Herzkrankheiten, Arthritis, Diabetes, Übergewicht und einer ganzen Latte hinfällig machender Zustände geheilt werden wollen, müssen Sie nach meiner Meinung unorthodoxe Heilweisen finden, die Ernährung und Heilmittel, welche die Natur bereitstellt, als Hauptbestandteile einschließt."

„Sprühgetrocknete grüne Blätter von Gerste sind ein exzellentes Beispiel für ein natürliches Lebensmittel, wenn sie ohne chemische Düngemittel und Pestizide organisch angebaut und weder durch Hitze noch durch Gefrieren konserviert wurden." Heute ist der größte Teil der Lebensmittel, die wir im Supermarkt kaufen können, „tot". Sie mögen zwar lecker schmecken, aber können die Zellen nicht mit den Nährstoffen versorgen, die sie brauchen, um gesunde Körper zu schaffen und zu erhalten. Wir müssen die Bedingungen für chronische Erkrankungen, für die es keine medizinische Heilung gibt, verändern und persönliche Verantwortung dafür übernehmen, diese Krankheiten zu verhindern.

Gerstengrasanbau zu Hause

„Und Gott sprach: Die Erde lasse junges Grün sprossen."
(Das erste Buch Mose, 1,11)

Gerstengras zu Hause ziehen:
Leichter, als man denkt!

Es ist ganz leicht, sich zu Hause sein eigenes Gersten- oder Weizengras zu ziehen. Man braucht dazu keimfähiges Saatgut aus dem Reformhaus oder Naturkostladen.

Am besten läßt sich Getreide nicht im Bio-Snacky keimen, da kann die mangelnde Lüftung ein Problem sein, sondern in 1-Liter-Gurkengläsern. Außerdem braucht man Gaze (ein grobmaschiger, luftdurchlässiger Baumwollstoff) und einen Einmachring zum Fixieren. Für ein Glas nimmt man etwa vier gehäufte Eßlöffel Körner. Man bedeckt das Korn mit Wasser und läßt es 12 Stunden, also zum Beispiel über Nacht, einweichen. Am nächsten Morgen spült man das Korn gut unter fließendem Wasser durch. Man gießt das alte Wasser ab, füllt mit neuem und gießt aus. Dann stellt man das Glas schräg zum Fenster auf, wobei das Ende des Glases auf einem Küchenbrett steht. So werden die Körner gut belüftet. Zweimal täglich, morgens und abends, wiederholt man diesen Vorgang.

Nach 2 bis 3 Tagen, je nach Temperatur, keimt das Getreide, und die zarten Wurzeln sind sichtbar. Jetzt ist das Getreide fertig zum Auspflanzen. Man spült die Körner noch einmal und legt sie dicht Korn an Korn, jedoch nicht übereinander, auf ein Tablett, eine Schale, ein Backblech oder etwas Ähnliches, das mit Öko-Erde (Gärtnerei) oder Komposterde mindestens fünf Zentimeter hoch gefüllt ist, die es preiswert auf städtischen Recycling-Höfen gibt. Die gekeimten Körner drückt man leicht an. Jetzt besprühen wir das Ganze mit Wasser (Wäsche- oder Blumensprenger).

Für drei bis vier Tage halten wir die Saat dunkel, das heißt, wir decken sie zum Beispiel mit einem Backblech ab, damit sich die Wurzeln gut entwickeln und kräftige Pflanzen entstehen können. Danach setzen wir die kleinen Gerstenpflanzen dem Sonnenlicht aus – ideal wäre die Fensterbank eines Südzimmers, damit sich Chlorophyll bilden kann. Während der Vegetationszeit kann man Gerstengras auch im Garten oder im Balkonkasten aussähen. Sehr gut als Pflanzschale und auch zum Abdecken eignen sich „Weizengras-Pflanzschalen" (Versandadresse siehe S. 151). Ein- bis zweimal am Tag halten wir durch Sprühen die Körner feucht, und wenn sie zu Gras geworden sind, können wir sie vorsichtig mit der Kanne gießen. Zu viel Wasser führt zu Schimmelbildung.

Zwei Treibbeete von der Größe eines Backblechs ergeben bei richtiger Anpflanzung und Pflege etwa 2 Pfund Gras, woraus sich 300 g Saft pressen lassen. Um diese Menge Saft zu gewinnen, muß man alle zwei Tage zwei Beete bepflanzen. Die Ernte beginnt zwischen dem siebten und vierzehnten Tag, wenn die Halme sieben bis zehn Zentimeter Höhe erreicht haben.

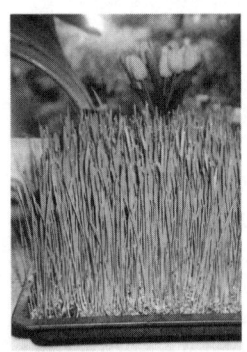

Das Foto zeigt die grünen Gräser in einer Länge, die für eine Ernte zu Hause optimal ist

Häufige Fehler

Wenn Körner von guter Qualität nur eine spärliche Ernte ergeben, kann es daran liegen, daß sie zu lange eingeweicht worden sind. Im Sommer sollten die Körner längstens 12 Stunden, im Winter können sie bis zu 24 Stunden eingeweicht werden. Wenn der

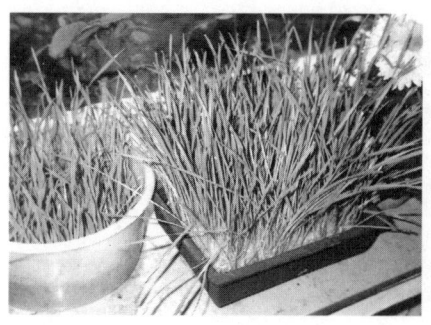

Einfachste Utensilien reichen für einen Gerstengras-Anbau zu Hause – ob im Garten oder in der kälteren Jahreszeit auf der Fensterbank, das Gras gedeiht immer und wächst schnell

Saft bitter oder fade schmeckt, ist die Bodenqualität minderwertig, und man muß bessere Erde verwenden. Wenn man der Erde etwas Seetang (Naturkostladen), Kelp aus Meeresalgen (Reformhaus) oder Algomin (Gärtnerei) hinzufügt, wird der Saft noch mineralstoffreicher und schmeckt süßer.

Wenn das Gras zu wenig Licht und Sonne hat, wird es trocken und blaß. In dunklen Zimmern kann man sich mit einer 40 Watt-Infrarot-Glühbirne behelfen. Wenn der Boden lehmig ist, sollte ihm Sand untergemischt werden, damit sich das Gras gut entwickeln kann. Regenwürmer machen den Boden durchlässiger und versorgen ihn mit Sauerstoff.

Wenn die Erde schimmelt, hat das Gras zuviel Feuchtigkeit erhalten und/oder es steht zu dicht. Man sollte den Boden feucht halten, aber nicht naß und ihn auch nicht austrocknen lassen.

Saftgewinnung: Durch Kauen oder einen Entsafter

Wenn die Getreidegrashalme etwa sieben bis zehn Zentimeter lang gewachsen sind (zu diesem Zeitpunkt enthalten sie das Maximum an Enzymen und Nährstoffen) können wir sie „ernten", indem wir sie einfach kurz oberhalb der Wurzeln mit der Schere oder einem scharfen Messer abschneiden. Ich schneide immer nur so viel ab, wie ich verbrauche. Im

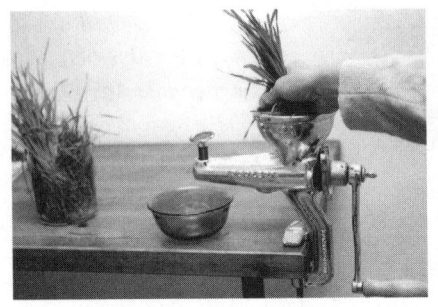

*Mit einem Getreidegras-
entsafter mit Handbedie-
nung läßt sich der Saft
schnell und schonend
auspressen*

Kühlschrank halten sich die abgeschnittenen Gräser im ver-
schlossenen Glas für etwa 5 Tage. In der Zwischenzeit wächst
die Grasnarbe zu einer zweiten Ernte heran, die aber nur
noch etwa die Hälfte der Heilkraft und Nährstoffdichte wie
die erste Ernte hat.

Man kann sich das Getreidegras in kleinen Portionen bü-
schelweise in den Mund stopfen, gründlich auskauen und nur
den Saft hinunterschlucken. Die ausgekaute Zellulose spuckt
man aus. Das ist die einfachste und natürlichste Art und
Weise der Saftgewinnung. Gerade für Reisen im Auto habe
ich immer ein Plastiktütchen mit Gersten- oder Weizengras-
halmen dabei, der ideale Pausensnack, der verbrauchte
Energie sofort zurückbringt.

Wer es etwas „gediegener" mag, kann sich einen Getrei-
degrasentsafter mit Handbedienung oder elektrisch betrieben (siehe Bezugsquellen Seite 212) anschaffen. Ich benutze
ihn fast nur, wenn ich für Gäste größere Mengen Saft herstellen will, weil die Reinigung der Maschine mir für eine Gras-
saftmahlzeit zu umständlich ist. Kulvinskas kritisiert, daß der
Saft bei der Benutzung herkömmlicher elektrisch betriebe-
ner Saftpressen oxidiert und dadurch an Nährstoffen verliert.
Er empfiehlt daher, eine gewöhnliche Körnermühle zu benut-
zen. Die feingemahlene Masse wird dann durch ein Tuch

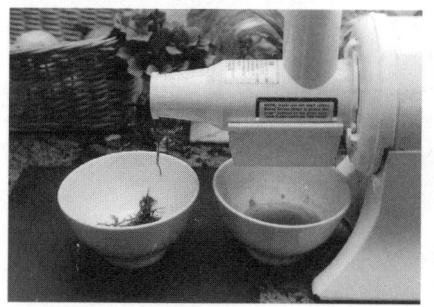

Noch etwas komfortabler und schneller kann man mit einem elektrischen Gerät entsaften, das besonders in großen Betrieben wie Sanatorien und Heilzentren gerne zum Einsatz kommt

abgeseiht, wobei man mit einem Löffel draufdrückt.[42] Gute Erfahrungen bei der Gerstengrassaftgewinnung habe ich mit den elektrischen Entsaftern „Champion Juicer" oder „Green Power" gemacht (siehe Bezugsquellenhinweise auf Seite 212). Diese beiden Geräte sind auch hervorragend für das Pressen von frischen Obst- und Gemüsesäften geeignet.

Auch die zurückbleibenden Faserstoffe lassen sich für Heilzwecke verwenden

Die verbleibenden Faserstoffe kann man als heilende und regenerierende Kompressen bei allen Hautkrankheiten und Wunden oder als Zäpfchen bei Hämorrhoiden verwenden. Als Soforthilfe bei Verletzungen kann man Gersten- oder Weizengras auskauen und die saftigen Fasern auf die betroffenen Stellen auflegen.

Gerstengrassaft – wie oft und wieviel?

Man sollte den Gerstengrassaft sofort trinken (und dabei gut einspeicheln), weil er durch Oxidation schon nach zehn Minuten erheblich an seiner Heilwirkung einbüßt. Luftdicht verschlossen und im Kühlschrank aufbewahrt, ist der Saft nur etwa zwölf Stunden lang therapeutisch wertvoll.

Man sollte nie mehr als einen achtel Liter Saftextrakt auf einmal trinken und immer mit einem viertel Liter Wasser verdünnen, weil bei zu hoher Dosierung gelöste Gift- und Schlakkenstoffe zu schnell in die Blutbahn gelangen und zu Übelkeit und Schwindel führen können.

Das Auskauen

Ich ziehe das Auskauen vor, weil so die Nährstoffe optimal erhalten bleiben, und das Pressen mit Weizengrasentsafter oder Spinatwolf doch etwas zeitaufwendig ist! Dabei kaut man das würzige, süßliche Gras solange aus, bis die Faserstoffe geschmacklos geworden sind.

Die Faserstoffe schluckt man nicht hinunter, weil sie sich in den Darmzotten verschlingen könnten. Dazu sollte man zwischendurch schluckweise einen viertel bis einen halben Liter Wasser trinken. Durch das Auskauen wird die Gehirndurchblutung aktiviert, und man stärkt Zahnfleisch und heilt Zahnfleischbluten und Paradontose.

Auch aus der Grasnarbe wird noch etwas Nützliches: Wunderbarer Kompost

Die abgeschnittene Grasnarbe kann man in kurzer Zeit zu wundervollem Kompost verwandeln. Als Biotonne können wir einen Plastikeimer mit Deckel verwenden. An den vier Außenwänden bohren wir im Abstand von etwa 5 Zentimeter Lüftungslöcher hinein. Der Behälter kann einen Platz im Garten oder auf dem Balkon bekommen: Der Verrottungsprozeß findet völlig geruchlos statt. Den Eimer packen wir eng mit Getreidegrassoden aus, dazwischen kommt Erde mit Regenwürmern von einem schon fertigen Kompost. Nach etwa zwei Monaten haben wir wunderbare fruchtbare Blumen- und Gartenerde, die wir auch für neue Zimmer-Getreidefelder nutzen können.

Natürlich können wir im Sommer Gerstengras und Weizengras auch im Freien anbauen. Da Drosseln die Angewohnheit haben, in Pflanzschalen nach gekeimten Körnern und Regenwürmern zu suchen, sollten wir die Gefäße abdecken, bis das Gras ein grüner Teppich geworden ist. Im Freien brauchen wir besonders im Frühjahr und Herbst etwas Geduld, bis unser Getreidegras nach zwei bis vier Wochen erntereif geworden ist.

Die Hersteller von Gerstengraspulver und Seibold schreiben, daß das Gerstengras im Eigenanbau nicht die Nährstoffdichte erreichen kann, wie in der freien Natur. Das Gerstengras erreicht zu Hause nie den wichtigen „Jointing Stage", den Zeitpunkt, wenn sich die Ähre in den Halm schiebt, und der an einer Verdickung erkennbar ist. Zu diesem Zeitpunkt ist die Nährstoffdichte im Gerstengras am höchsten: Alle Einfachzucker haben sich in komplexe Kohlenhydrate verwandelt. Die Gerste für Gerstengraspräparate eines Herstellers beispielsweise wird in mineralstoffreichen Prärieböden angebaut. Sie wird im Herbst gesät und im Frühjahr geerntet und hat einen langsamen Wachstumsprozeß von nahezu 200 Tagen hinter sich. Gersten- und Weizengras von der Fensterbank schmeckt süßlicher, was sich aus dem hohen Anteil an Einfachzuckern erklären läßt.

Ich selbst nutze beide Möglichkeiten. Im frischen, selbst angebauten Getreidegras sind sicherlich auch viele Nähr- und Vitalstoffe enthalten, sonst hätte Ann Wigmore in ihrem Institut nicht solch sensationelle Heilerfolge bei vielen Krankheiten erzielt. Zusätzlich zu meinem selbst angebauten Gras und auf Reisen nutze ich die Vitalstofffülle von Gerstengraspulver aus dem Glas und nehme auch Gerstengraspulver-Tabletten ein, die bei Niedrigtemperaturen gepreßt wurden. Ich lade Sie ein, selbst auszuprobieren, was Ihnen besser schmeckt und bekommt. Vielleicht sollte man ein „Entweder-oder"- durch ein „Sowohl-als-auch"-Denken ersetzen!

Gerstengras-Produkte bei uns

Gerstengras ist in Japan und den USA seit Jahrzehnten ein
„Renner" unter den Nahrungsergänzungsmitteln. Wußten Sie,
daß ein Gerstengrasprodukt, von Dr. Hagiwara entwickelt, das
in Japan meistverkaufte Nahrungsergänzungsmittel ist?

Gerstengras aus internationalem Bio-Anbau

Gerstengras ist in Japan und den USA seit Jahrzehnten ein
„Renner" unter den Nahrungsergänzungsmitteln. Wußten
Sie, daß ein von Dr. Hagiwara entwickeltes Gerstengrasprodukt das in Japan meist verkaufte Nahrungsergänzungsmittel ist?

Gerstengras stellt eine natürliche, hochkonzentrierte Nahrungsergänzung dar: 100 g liefern den Nährwert von vier Pfund
bestem biologischem Gemüse! Ein gehäufter Teelöffel „Green
Magma" hat den gleichen Nährwert wie zwei bis drei Portionen
rohes, organisch angebautes Gemüse.

Kaum jemand verwirklicht die Empfehlung von Krebsfor-
schungsinstituten, täglich fünf bis sieben Mahlzeiten Obst
und Gemüse zu verzehren. Daher gilt: Jeder, der gesund
werden oder bleiben möchte, sollte mehrmals täglich Gerstengrassaft zu sich nehmen.

Wer keine Zeit oder Lust hat, auf der Fensterbank oder im
Garten Gerstengras anzubauen, braucht trotzdem nicht auf
dieses wertvolle Lebensmittel verzichten. Im Reformhaus,
in der Apotheke und im Versand gibt es bereits eine recht
große Auswahl von Gerstengrasextrakten in Pulverform, aus
denen man Gerstengrassaft herstellen kann, indem man ein
bis zwei Teelöffel des grünen Pulvers in ein Glas mit stillem

Wasser oder säurearmen Frucht- und Gemüsesäften (Ideen dazu im Rezeptteil dieses Buches) einrührt. Das Gras wird ohne Verwendung von Herbiziden und Pestiziden in großen Farmen meist in den USA, Australien, Japan oder neuerdings auch in Spanien angebaut.

Für europäische Vertriebsadressen orientieren Sie sich bitte über das Internet (siehe Seite 212).

Gerstengras enthält 23 % vollwertiges, vom Körper leicht aufzunehmendes Eiweiß mit allen lebenswichtigen Aminosäuren, Kohlenhydraten, Chlorophyll, ungesättigten Fetten und wertvollen Ballaststoffen.

Gerstengras: In Deutschland eine Marktlücke

Die deutschen Bio-Bauern und Naturkostproduzenten haben den Markt für Gerstengraspulver noch nicht entdeckt. Auch bei uns gedeiht Wintergerste gut. Im Herbst ausgesät, braucht die Gerste rund 200 Tage bis zum Erreichen der optimalen Nährstoffdichte. Sie wird dann im Stadium des höchsten Nährstoffgehaltes schonend bei Temperaturen unter 50° C weiterverarbeitet, um die Enzyme und anderen Nährstoffe weitestgehend zu erhalten.

Innerhalb von zwei bis drei Stunden nach der Ernte ist das Gerstengras fertig verarbeitet, und der Waschprozeß, das Entsaften und das Sprüh-Trocken-Verfahren finden bei enzymschonenden Körpertemperaturen statt. Die Zellulose wird als natürlicher Dünger auf die Gerstengrasfelder zurückgebracht.

Das so hergestellte Instant-Saftpulver „Green Magma" aus japanischem oder amerikanischem Bio-Anbau läßt sich gut auflösen und schmeckt angenehm süßlich, da es etwas Maltodextrin sowie braunen Reis enthält. Maltodextrin ist ein na-

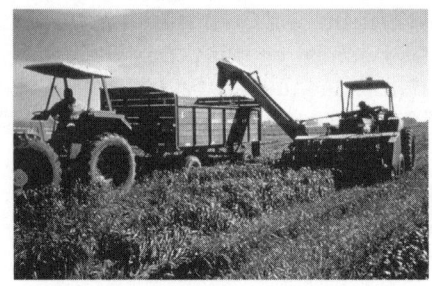

Der Bio-Anbau im Großbetrieb bedient sich rationeller Gerätschaften für die schonende Ernte des Gerstengrases

türliches, komplexes Kohlenhydrat, das die Enzyme einschließt, so daß sie nicht miteinander reagieren können, sondern nur in Wasser aufgelöst aktiv werden. Das Produkt ist auch für Diabetiker geeignet und enthält kein Gluten, das Allergien auslösen kann. Der braune Reis erhöht den Vitamin-B-Spiegel und hält das feine grüne Pulver zusammen. In „Green Magma" wurden fast alle Faserstoffe extrahiert, um den Gerstengrassaft leichter verdaulich und assimilierbar zu machen, so daß die Nährstoffe innerhalb von zwanzig Minuten vom Körper aufgenommen werden können. Nach Auskunft des Herstellers ist der menschliche Körper nicht in der Lage, die Ballaststoffe im Gerstengras vollständig aufzubrechen und zu verdauen und alle darin eingeschlossenen Nährstoffe aufzunehmen.

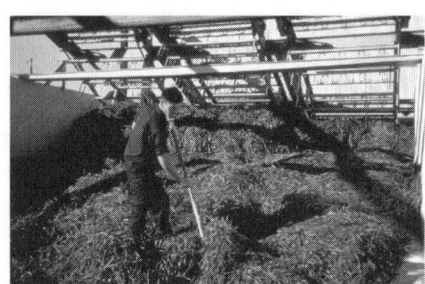

Die geschnittene Gerste wird unmittelbar nach der Ernte weiterverarbeitet

Allerdings findet sich das wichtige Mineral Kalium, das für Muskeln, Nerven, Stoffwechsel und unser Säure-Basen-Gleichgewicht so wichtig ist, nach Halima Neumann vor allem in den Faserstoffen. Wer stark übersäuert ist – siehe das Kapitel über Azidose in diesem Buch –, sollte daher vielleicht andere Gerstengras-Produkte vorziehen oder seine Dosis an „Green Magma" erhöhen.

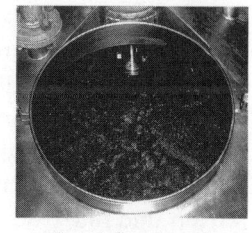

Hier sieht man einen großen Behälter mit frischem Gerstengrassaft

Da das Produkt ballaststofffrei ist, ist es besonders gut für Gerstengrassaft-Fastenkuren geeignet, weil es den Darm optimal schont. „Green Magma" gibt es auch als Tabletten. In den USA, wahrscheinlich demnächst auch hier, auch als Hunde- und Katzenfutterzusatz.

Gerstengras gibt es auch als Lutschtabletten: Praktisch für unterwegs

Gerstengraspulver gibt es von verschiedenen Herstellern auch in Tablettenform (aktuelle Informationen dazu via Internet, s. Seite 151). Es handelt es sich meist um Preßlinge, also gepreßtes Gerstengraspulver. Man läßt die Tabletten langsam im Munde zergehen oder schluckt sie hinunter und trinkt möglichst Flüssigkeit dazu. Der Geschmack ist zumeist leicht bitter und daher für den einen oder die andere vielleicht etwas gewöhnungsbedürftig.

Gerade Bitterstoffe, wie wir sie auch in vielen Küchen- und vor allem Wildkräutern finden, sind jedoch kaum noch in unserer Zivilisationskost zu finden, und sie sind sehr wichtig für das optimale Funktionieren von Magen, Leber und Galle.

Wer sich an den Geschmack nicht gewöhnen mag, kann auch umhüllte Gerstengrasextrakt-Tabletten einnehmen. Gerade für Kinder, die Bitteres oft nicht akzeptieren, sind diese Tabletten oder auch das nicht bitter schmeckende „Green Magma" eine gesunde Alternative. Mein Sohn hat immer ein Glas mit diesen Gerstengras-Tabletten im Schulranzen und nutzt sie als energiespendenden Pausensnack, als Gehirnnahrung auch vor Klassenarbeiten. Gerstengras ist aufgrund der darin enthaltenen Glutaminsäure und des SOD-Enzymkomplexes eine ideale Nahrung für geistig Aktive.

Gerstengraspulver ist auch in einigen Nahrungsergänzungsmitteln enthalten. Die Hersteller sprechen von synergetischen Effekten, das heißt, die verschiedenen natürlichen Nahrungsextrakte sollen in der angebotenen Summe positivere Effekte haben als die einzelnen Bestandteile zusammengenommen. Die Firma *Wakunaga of America* hat das für ihr Produkt, dem auch noch Afa-Algen Pulver und geruchloser Knoblauchextrakt beigefügt ist, auch durch wissenschaftliche Studien belegt, die mir vorliegen.

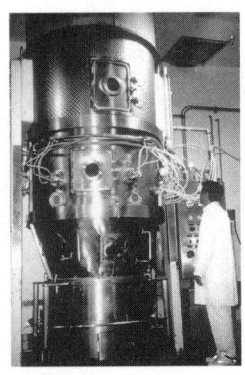

Schonende Verfahren sorgen für eine Weiterverarbeitung zu Gerstengras-Pulver oder -Preßlingen, bei der die Erhaltung einer größtmöglichen Vitalstoffdichte im Vordergrund steht

Was ist besser, frischgepreßter Saft oder Gerstengrassaft aus Pulver?

Was sollten wir bevorzugen: Gerstengrassaft frischgepreßt aus eigenem Anbau, oder Grassaft, angerührt mit extrahiertem Gerstengraspulver? Die Meinungen dazu gehen auseinander. Halima Neumann und ich verwenden wie viele andere mit großem Erfolg frischgepreßten Gerstengrassaft *und* Instant-Saftpulver. Ann Wigmore empfiehlt, frische Getreidegräser auszupressen, da die Lebenskraft in frischen Säften ihrer Meinung nach größer ist als in getrockneten. „Trok-kenprodukte sind zwar eine gute Quelle für Nährstoffe, enthalten aber nur wenig von der Lebenskraft (der Energie aus Enzymen), die man in frischen Grassäften findet".

Andererseits verweisen Produzenten von Gerstengraspulver und -tabletten darauf, daß nur beim optimalen Reifezeitpunkt, wenn die Nährstoffdichte am größten ist, sich die Einfachzucker im Gras zu gesundheitlich wertvollen komplexen Kohlenhydraten umgewandelt haben. Dieser Zeitpunkt der höchsten Nährstoffdichte, der *Jointing Stage*, kurz bevor sich aus dem Gras der Halm nach oben schiebt, ist mit Grasanbau auf der Fensterbank nicht zu erreichen. Getreide im Zimmer wird auch nie eine Ähre entwickeln.

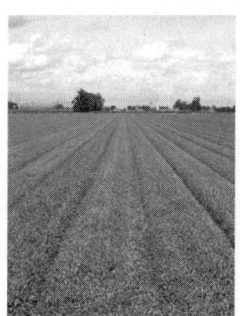

Die Nährstoffdichte des Gerstengrases ist nicht zuletzt auch von der Qualität der Böden abhängig

87

Auf „jungfräulichen" Böden
gedeiht bestes Gerstengras

Die Produzenten von Gerstengras-Produkten wie Pines International, Wakunaga of America („Kyo Green") und die Firmen, die Dr. Hagiwaras „Green Magma" oder „Original Gerstengrassaft von Dr. Hagiwara" produzieren, sowie weitere Anbieter, deren Unterlagen mir vorliegen, haben ihre Herstellungsmethoden soweit optimiert und zum Teil patentieren lassen, daß der Vitamin- und Enzym-Verlust minimal ist, und es sich daher bei ihren Erzeugnissen um Rohkostqualität bzw. ein noch „lebendiges" Produkt handelt.

Dr. Hagiwaras über Jahrzehnte gesammelten Heilungsberichte und die wissenschaftlichen Studien sprechen für die hohe Qualität des enzymaktiven Gerstengras-Extraktes.

Entscheidend für die Qualität der Produkte ist auch die Nährstoffdichte der Böden, die zum Beispiel in den USA – Kansas, Kalifornien, Anbaugebiet von „Pines International" – nach Herstellerangaben zu doppelt so hoher Nährstoffdichte des Gerstengraspulvers führt wie Produkte aus Gerste, die in Japan wuchs. Dr. Hagiwara gründete seine amerikanische Niederlassung erst nach zahlreichen Bodenananlysen in einem Gebiet mit mineralstoffreichen Böden in Oxnard, Kalifornien. Ich empfehle Gerstengrasprodukte, bei denen das Gras in Bio-Anbau auf vulkanischen, mineralstoffreichen Böden gewachsen ist und die schonend aus dem frischen Saft extrahiert wurden und nicht durch Vermahlen der getrockneten Gräser. Beim Heu sind nämlich die meisten Inhaltsstoffe an die Faserstoffe gebunden, welche dann mit der Verdauung wieder ausgeschieden werden.

Wie Ronald L. Seibold in seinem Buch „Cereal Grass, What`s in it for *you*!" schreibt, hat selbstangebautes Getreidegras offenbar kraftvolle reinigende Eigenschaften und wird daher als Therapie für chronische Krankheiten sehr erfolgreich eingesetzt: „Sein Wert scheint mehr in seiner reinigenden und medizinischen Wirkung zu liegen als darin, ein grünes Gemüse-Nahrungsmittel zu sein, das man lagern kann." Allerdings sind auch die reinigenden und medizinischen Wirkungen von verschiedenen Gerstengras-Extrakten gut dokumentiert. Ich möchte daher den Leser ermuntern, hier das „Entweder-oder-Denken" durch ein „Sowohl-als-auch-Denken" zu ersetzen.

Wir brauchen für unseren Körper sowohl kraftvolle Reinigungs- und Entschlackungsmittel als auch eine optimale Nährstoffversorgung, und das nicht nur gelegentlich, sondern möglichst mehrmals täglich. Ich ziehe auf meinen Fensterbänken und im Sommer im Garten Gerstengras, das ich auskaue oder entsafte und mixe mir mindestens dreimal täglich meinen Gerstengras-Trunk aus Pulver. Für unterwegs habe ich immer Gerstengrastabletten dabei, die mich schnell munter machen, Autoabgase im Stau neutralisieren und mir sofort Energie schenken. Ich lade den Leser ein, beide Möglichkeiten auszuprobieren und von beiden zu profitieren! Wer wenig Zeit oder keine Lust hat, Gerstengras selbst anzubauen, hat mit den Gerstengras-Produkten die Möglichkeit, in Sekundenschnelle etwas Profundes für seine Gesundheit, geistige Frische und gute Stimmung zuzubereiten.

Die Inhaltsstoffe von Gerstengrassaft und ihre Bedeutung

Gerstengrassaft hat ein einzigartiges, für den Menschen optimales Nährstoffprofil

Ist Gerstengras „die reichhaltigste Nahrungsquelle der Erde", wie Dr. Hagiwara behauptet? Vieles spricht dafür. Gersten-

gras ist ein vollwertiges Nahrungsmittel mit allen Minerali-
en, Enzymen, Vitaminen – bis auf Vitamin D, das der Körper
bei genügend Sonnenlicht selbst bildet – und allen lebenswichtigen Aminosäuren, essentiellen, die der Körper durch
die Nahrung aufnehmen muß, und nicht-essentiellen. Gerstengras enthält im Vergleich zu anderen Nahrungsmitteln
das Vielfache an Enzymen, Vitaminen und Mineralstoffen
und im Vergleich zu anderen Grünpflanzen den höchsten
Gehalt an Chlorophyll. Diesbezüglich ist es nur noch vergleichbar mit der Afa-Alge!

Im Gerstengrassaft ist nicht nur die Menge von Vitalstoffen
beeindruckend, sondern die ausgewogene Zusammensetzung, die den Bedürfnissen des menschlichen Körpers genau
zu entsprechen scheint. Damit stellt Gerstengras das ideale
Nahrungsergänzungsmittel natürlichen Ursprungs für uns dar
und ist nicht mit der Wirkung von Vitamin- oder Mineralstoff-
tabletten vergleichbar, weil die Inhaltsstoffe in natürlicher
Zusammensetzung auftreten und synergetische, sich gegenseitig unterstützende Effekte haben. Dr. H. E. Kirschner:
„Es gibt absolut keinen Ersatz für grüne Nahrungsmittel
in unserer Ernährung. Wenn Sie sich dieser 'Sonnenlicht-
Energie-Nahrung' verweigern, berauben Sie sich zu einem hohen Grad eines ganz besonderen Lebenselixiers."

Gerstengras bietet alles im Überfluß

Gerstengrassaft liefert doppelt so viel Kalzium wie Milch,
doppelt so viel Kalzium und Kalium wie Weizengras, etwa
30mal mehr von allen B-Vitaminen wie Milch, und zusätzlich
das wichtige B 12-Vitamin, ebenso reichhaltig Provitamin A
(Beta-Karotin) und siebenmal so viel Vitamin C wie die entsprechende Gewichtsmenge Orangen, fünfmal so viel Eisen
wie Spinat und große Mengen der wichtigen Mineralstoffe

Magnesium, Kalium, Kupfer und Zink. Halima Neumann: „Dieses Nährstoffprofil kann keine tierische Nahrung bieten." Gerstengras enthält Isoflavonoide, die eine ähnliche Wirkung wie gewisse körpereigene Östrogene im Körper besitzen. Sie sind besonders in der Osteoporose-Prophylaxe von Bedeutung, da sie Kalzium zurückhalten und dessen Ablagerung in den Knochen begünstigen. Außerdem fördern Isoflavonoide die Regeneration der Haut.

Gerstengras enthält einen hohen Anteil an essentiellen Fettsäuren wie zum Beispiel Linol- und Linolensäure. Diese essentiellen Fettsäuren nehmen an der Produktion von Prostaglandinen, hormonähnlichen Substanzen, teil und beschleunigen das Zellwachstum, verbessern den Hautzustand und unterstützen die Funktion der Leber. Außerdem stimulieren sie die Tätigkeit der endokrinen Drüsen und stärken das Nervensystem. Die im Gerstengras enthaltenen Fettsäuren bestehen etwa zu 50 % aus Linolensäure, 20 % Palmitinsäure und 9 % Linolsäure.

Hier zur Übersicht die Mengen anderer Lebensmittel, die notwendig sind, um den Inhaltsstoffen von 3 g – etwa einem Teelöffel – Gerstengraspulver zu entsprechen:

Nährstoff[45]	Milch (ml)	Kopfsalat (g)	Tomaten (g)
Kalium	167,0	128,3	92,7
Kalzium	167,0	158,6	1.110,0
Karotine (inkl. Provit. A)	1.300,0	158,6	390,3
Vitamin B2	55,0	138,0	275,0
Vitamin C	492,3	200,0	49,2

Als Nahrungsergänzung empfiehlt Dr. Hagiwara zwei- bis dreimal täglich eine Dosis von einem Gramm Gerstengraspulver bei Säuglingen, 2 bis 6 g (ca. 1-2 Teelöffel) bei Schulkindern und Erwachsenen und für Menschen mit Krankheitssymptomen oder einer Veranlagung zur Übersäuerung (Azidose) die doppelte Menge.

Gerstengras ist als Nahrungsergänzung aktueller denn je. Dr. Hagiwara: „Der Grüne Gerstenextrakt kann ein Gegenmittel gegen die sich immer weiter verschlechternde Ernährung der Fast Food Kultur sein, weil er ein ganz natürliches Fast Food ist und trotzdem einen höheren Gehalt an den fünf lebenswichtigen Nährstoffen (Mineralien, Vitamine, Proteine, Chlorophyll und Enzyme) als jedes andere natürliche Lebensmittel aufweist." Dr. Swope empfiehlt Gerstengraspulver als *alleiniges* Nahrungsergänzungsmittel, da darin alle vom Körper benötigten Stoffe in einer optimalen Zusammensetzung enthalten sind.

„Der Saft aus Getreidegräsern ist eines der ältesten Heilmittel der Menschheit und enthält alle Substanzen in ausgewogener Konzentration, die wir zum Leben brauchen."
(Halima Neumann in „Grüne Lebensenergien – Heilkraft aus dem Schoß der Erde")

Nährstoffprofil von Gerstengraspulver

10 g Gerstengraspulver enthalten 2288 mg Eiweiß, 1716 mg Rohfaser, 53 mg Chlorophyll, 4 g Kohlenhydrate und nur 29 Kalorien.

Mineralstoffe

Kalzium	52 mg	Schwefel	20 mg
Mangan	1mg	Kalium	320 mg
Zink	50 mcg	Natrium	3 mg
Kobalt	5 mcg	Kupfer	6 mg
Phosphor	52 mg	(und ca. 80 weitere	
Selen	10 mcg	Spurenelemente mit	
Jod	20 mcg	zusammen 369 mg)	

Aminosäuren

Lysin	83 mg
Aspartinsäure	223 mg
Prolin	94 mg
Valin	126 mg
Tyrosin	52 mg
Cystin	23 mg
Purin	6 mg
Histidin	46 mg
Threonin	106 mg
Glycin	117 mg
Isoleucin	89 mg
Phenylalanin	11 mg
Serin	243 mg
Arginin	112 mg
Glutaminsäure	243 mg
Alanin	137 mg
Leucin	163 mg
Methionin	43 mg
Amidin	29 mg

Vitamine[46]

A-Retinol	5005 IE
E (Tocopherol)	3 mg
B2 (Riboflavin)	203 mcg
B3 (Niacin)	752 mcg
B1 (Thiamin)	29 mcg
B6 (Pyrodoxin)	129 mcg
B12 (Cobalamin)	3 mcg
Folsäure	109 mcg
Vitamin K	801 mcg
Pantothensäure	240 mcg
C (Ascorbinsäure)	32 mg
Choline	3 mg
H (Biotin)	11 mcg

Proteine in Gerstengras:
Alle essentiellen Aminosäuren in optimal verwertbarer Form

Pflanzliches Eiweiß in Gerstengras

Der Saft aus jungen grünen Pflanzen ist eines der ältesten Heilmittel der Menschheit. Schon die Essener nutzten zur Zeit Jesu die Kraft des Gersten- und Weizengrases. Es enthält alle Nährstoffe, die wir zum Leben brauchen, in ausgewogener Konzentration. Besonders hervorzuheben ist am Gerstengrassaft und daraus hergestelltem Pulver der hohe Gehalt an Eiweiß, der 45 % des Gewichtes von Gerstengraspulver ausmacht und damit die größte Einzelkomponente darstellt. Zum Vergleich: Vollkorn-Weizenmehl enthält nur 10 % Eiweiß, Milch 3 %, Eier 12 % und Steak 16 %.

Gerstengras ist eine komplette hochwertige Eiweißquelle mit etwa 23 % Eiweiß im frischen Saft. Seibold: „Das Protein in Getreidegräsern ist dem irgendeiner anderen pflanzlichen Quelle überlegen." Es ist ein Vorurteil, daß Eiweiß tierischen Ursprungs besonders gesund sein soll. Im Gegenteil, das Eiweiß zum Beispiel im Fleisch benötigt eine lange Verdauungszeit und hinterläßt oft Eiweißrückstände im Darm, die Auslöser von Allergien und anderen Krankheiten werden können.

Der Körper verbraucht bei Eiweiß tierischen Ursprungs unnötig viel Energie, um aus dem Eiweiß körpereigene Aminosäuren herzustellen. Es ist ein Irrglaube, daß nur Steaks Muskeln bilden.

Die leicht verdaulichen Proteinmoleküle aus Pflanzen (sogenannte Polypeptide) hingegen sind zu etwa 90 % für den Körper brauchbar, ohne wie Fleisch Abfallprodukte wie Purine und Harnsäuren zu hinterlassen, die zu einer Übersäuerung des Körpers (einer Azidose) beitragen. Durch Azidose wird der „saure Boden", das übersäuerte Körpermilieu, für die Entstehung vieler Krankheiten wie Rheuma oder Diabetes, aber auch Krebs geschaffen (siehe „Sauer ist nicht lustig", Seite 132). Der im allgemeinen zu hohe Konsum von Proteinen tierischer Herkunft wird mit der Entstehung verschiedener Krebsarten, besonders Brustkrebs und Dickdarmkrebs, in Zusammenhang gebracht.

Proteine, die aus etwa zwanzig Aminosäuren bestehen, bilden das strukturelle Gerüst des Körpers und sind beteiligt am Aufbau der Zellwände, des Bindegewebes, der Muskeln, der Enzyme und verschiedener Membranen. Die Bedeutung von Proteinen wird deutlich, wenn man bedenkt, daß Enzyme an allen Lebensprozessen beteiligt sind und einige Proteine auch als Hormone und Stoffwechselregulatoren arbeiten. Protein ist ein Teil jeder lebenden Zelle und ohne Proteine würden die Körperzellen nicht lebensfähig sein.

Seibold schreibt: „Die Bedeutung von einer angemessenen Proteinzufuhr in der Ernährung kann nicht überbetont werden". Unter den wichtigsten Funktionen von Proteinen sind zu nennen: die Bildung wichtiger Komponenten der Antikörper, Hormone und Enzyme, die Erneuerung von beschädigtem Gewebe einschließlich der Blutzellen, die Bereitstellung von Nahrungsenergie und die Aufrechterhaltung der Elektrolyt/Wasser-Balance und des Säure-Basen-Gleichgewichtes.

„Der grüne Saft aus Gerste ist mit dem beachtlichen Protein-gehalt von etwa. 25 % eines der wirksamsten grünen Elexiere zur Zellregeneration, die uns die Natur bietet."
(Halima Neumann in „Grüne Lebensenergien – Heilkraft aus dem Schoß der Erde")

Alle acht essentiellen Aminosäuren
müssen ausreichend vorhanden sein

Der Körper benötigt alle acht essentiellen, nicht vom Körper selbst hergestellten Aminosäuren in ganz bestimmten Proportionen, um gesundes Gewebe aufzubauen. Essentielle Aminosäuren müssen ihm durch die Ernährung zugeführt werden. Wenn in einer Mahlzeit nur eine essentielle Aminosäure fehlt oder nur geringfügig vorkommt, ist der Organismus nicht in der Lage, aus den restlichen Aminosäuren Zellbausteine für Gewebeaufbau zu bilden. Besonders für Vegetarier, Veganer, Rohköstler und Früchteesser ist es daher sinnvoll, zu den aufbauenden Mahlzeiten die kompletten Pflanzenproteine wie Gerstengrün oder Afa-Algen, frisch oder in Pulverform, zehn bis zwanzig grammweise, das sind 1-2 Eßlöffel, hinzuzufügen, da viele pflanzliche Eiweiße „inkomplette" Proteine darstellen. Getreide enthält zum Beispiel einen niedrigen Wert der essentiellen Aminosäure Lysin, während Bohnen oft einen Mangel an Methionin aufweisen. Gerstengras enthält, im Gegensatz zu den meisten Pflanzenproteinen, einen hohen Anteil sowohl von Methionin als auch von Lysin. Köstliche pflanzliche Rezepte mit komplettem Aminosäureprofil finden Sie in diesem Buch und dem Standardwerk von Halima Neumann, „Stop der Azidose".

Gerstengras enthält reichlich die Aminosäure Tryptophan, aus der unser Gehirn das Wohlfühl-Hormon Serotonin herstellt, einen wichtigen Neurotransmitter. Wir brauchen einen hohen Serotoninspiegel, um gut lernen zu können, ausgeglichener Stimmung zu sein, Lebensfreude zu erfahren und fröhlich zu sein. Wenn der Serotonin-Spiegel zu niedrig ist, können wir unter Stimmungsschwankungen, Depressionen, Angstgefühlen, Lern- und Konzentrationsschwierigkeiten und Schlafstörungen leiden. Am Abend wandelt der Körper

Serotonin in Melatonin um und wir können leichter einschla-
fen. Serotonin fördert außerdem die Kontraktion glatter
Muskelzellen.

Ab 18 Uhr sollten wir allerdings keine feste Nahrung mehr
zu uns nehmen, „der Darm geht mit den Hühnern schlafen", sondern uns auf Flüssignahrung wie Obst-Frischsäfte
und Gerstengrassaft oder Afa-Algen-Drinks beschränken.
Man rührt einfach einen gehäuften Teelöffel Gerstengras-
und/oder Afa-Algen in ein Glas stilles Wasser ein. Weitere
Ideen für Gerstengras-Mixgetränke finden Sie im Rezeptteil
dieses Buches.

*Tryptophan ist außer in Gerstengras auch in Sesam, Ana-
nas (vgl. mein Buch „Die sagenhafte Heilkraft der Ananas"),
Papayas (vgl. mein Buch „Papaya – heilen mit der Wunderfrucht") und in Bananen enthalten. Diese Lebensmittel
eignen sich daher ebenfalls sehr gut als Abendmahlzeit.*

Aminosäuren im Gerstengras:
Auch gut für Gehirn und die Stimmung!

Gerstengras enthält außerdem den beachtlichen Anteil von
240 mg Glutaminsäure, einen wichtigen „Brennstoff" fürs
Gehirn, und 110 mg Phenylalanin pro 10 g, eine Aminosäure, die Vitalität und geistige Beweglichkeit fördert und
Depressionen, Schmerzen sowie Hungergefühle reduziert.

Gerstengrassaft enthält alle essentiellen und nicht-essentiellen Aminosäuren in ausgewogener Zusammensetzung
und in einem stabilen Zustand. Im Gerstengrassaft finden
sich die essentiellen Aminosäuren Isoleucin, Leucin, Lysin,
Methionin, Phenylalanin, Threonin, Trypthophan und Valin
und außerdem die Aminosäuren Alanin, Arginin, Asparigin-
säure, Glutaminsäure, Glycin, Histidin, Prolin, Serin, Tyrosin

und Zystein. Aus Arginin bildet der Körper das Wachstumshormon HGH, das unter anderem für die Knorpelbildung zuständig ist und durch dessen vermehrte Bildung Bandscheibenprobleme und damit zusammenhängende Rückenschmerzen zurückgehen können. Arginin ist auch reichlich in Papayas zu finden.[47]

Gerstengras stellt eine hervorragende Quelle aller essentiellen und vieler anderer Aminosäuren in optimal verwertbarer Form dar und ist daher für Sportler, Kranke, Geistesarbeiter und Kreative, Schwangere, Kinder, Veganer und Menschen mit hoher Streßbelastung, die alle einen erhöhten Bedarf an hochwertigem Eiweiß haben, als regelmäßiger Bestandteil ihrer Ernährung unverzichtbar.

Dr. Swope macht aus ihrer Begeisterung über das Nährstoffprofil von grünem Gerstengras keinen Hehl: „Die ernährungsmäßigen Vorzüge von Gerste machen sie zu einem Super-Aristokraten in der Getreidefamilie." Und sie betont immer wieder: „Zellgesundheit ist wahrer Wohlstand".[48] Dr. Hagiwara empfiehlt, grünem Gerstengras als Eiweißquelle gegenüber Milchprodukten und Fleisch den Vorzug zu geben, weil ersteres für den Körper leichter verfügbar ist und ihn nicht mit Fett und Cholesterin belastet.

„Enzyme sind ein Schlüssel zur Langlebigkeit."
(Dr. Swope in „Green Leaves of Barley")

Enzyme – Garanten für Vitalität und langes Leben und Gerstengras als eine „Schatzkammer voller Enzyme"

Enzyme, hitzeempfindliche „Zündfunken des Lebens"

Enzyme sind die „Zündfunken" des Lebens. Ohne Enzyme gibt es kein Leben und könnte kein Organismus überleben! Dr. med. M. O. Bruker bezeichnet daher Enzyme in seinem Standardwerk „Unsere Nahrung, unser Schicksal" als „die wichtigste Gruppe der Vitalstoffe". Sowohl Verdauung als auch Atmung, sowohl Zellteilung als auch Denkprozesse oder Wundheilung sind von der Aktivität der Enzyme abhängig. Enzyme wirken im Organismus wie Bio-Katalysatoren, die chemische Reaktionen aktivieren und steuern. Sie bestehen aus Eiweißen und sind wahre Wunderwerke, die sich bei ihren Aktivitäten nicht selbst verbrauchen.

Um aktiv sein zu können, brauchen Enzyme ein bestimmtes pH-Milieu und bestimmte Vitamine, Mineralstoffe und Spurenelemente als Ko-Enzyme, als Mitwirker. Diese Vitalstoffe (vor allem die B-Vitamine) helfen den Enzymen bei ihrer Arbeit und werden dabei verbraucht, müssen dem Körper also in ausreichender Menge zugeführt werden. Ger-

„Gerstengras weist ein ungewöhnlich hohes Enzymvorkommen auf, darunter einen wirkungsvollen Enzymkomplex gegen Krebs und MS (Multiple Sklerose)."
(Halima Neumann in „Grüne Lebensenergien – Heilkraft aus dem Schoß der Erde")

stengras enthält nicht nur eine Menge Enzyme, sondern die dazugehörigen Ko-Enzyme, die wir uns normalerweise mit der üblichen Ernährung nicht mehr in ausreichendem Umfang zuführen.

Mittlerweile sind mehr als 700 Enzyme gründlich erforscht, die Wissenschaftler gehen aber von der Existenz von etwa 40 000 Enzymen aus. Allein in einer einzigen Leberzelle sind mehr als tausend Enzymsysteme wirksam. Nähere Informationen auch über die Entdeckung der Enzyme für unsere Gesundheit finden Sie in meinem Gesundheits-Handbuch „Papaya – Heilen mit der Wunderfrucht".[49]

Enzyme sind hitzeempfindlich. Viele „sterben" schon bei Temperaturen ab 42° C. Wenn wir rohe, unbehandelte Lebensmittel zu uns nehmen, bringen diese die für ihre Verdauung notwendigen Enzyme mit. Besonders enzymreich sind tropische Früchte wie Papaya und Ananas (siehe auch mein Buch „Die sagenhafte Heilkraft der Ananas"[50]), da sie reichlich die Enzyme Papain bzw. Bromelain enthalten. Außer durch die Frischfrucht kann man sich diese Enzyme auch durch aus Früchten hergestellte Enzymtabletten zuführen, die es in enzymaktiver Qualität natürlichen Ursprungs und hochdosiert im Handel gibt.

Gekochte, gebratene oder gebackene Nahrung enthält keinerlei Enzyme mehr. Dr. Swope kritisiert, daß etwa 65 % der in Supermärkten (USA) angebotenen Nahrungsmittel erhitzt und damit enzymatisch wertlos sind. Dadurch, daß die Bauchspeicheldrüse für denaturiertes Essen vermehrt

„Mineralien, Vitamine, Proteine, Chlorophyll und Enzyme sind die Schlüssel zur Gesundheit. Nur wenn sie in natürlicher und ausgewogener Form eingenommen werden, können diese fünf lebenswichtigen Elemente ihre Arbeit gut erfüllen."
(Dr. Hagiwara)

Verdauungsenzyme zur Verfügung stellen muß, erschöpft sie sich frühzeitig, und es kommt zu Problemen mit der Bauchspeicheldrüse und zu verfrühten Alterungsprozessen und einer Schwächung des Immunsystems.[51]

Man kann sich Enzyme als Proteinträger, geladen mit Lebenskraft, vorstellen, aber wie die Batterie einer Taschenlampe, kann man diese Energie erschöpfen, und wir müssen lernen, sie zu konservieren und wiederaufzuladen. Gekochte Nahrungsmittel erschöpfen unsere Drüsen, die Enzyme produzieren, während sie durch pflanzliche Rohkost stimuliert werden.

Ein niedriger Enzymspiegel läßt Krankheiten entstehen

Einige Ärzte wie Dr. Hans Nieper an der Klinik Silbersee, Hannover, setzen die Enzymtherapie neben einer strikten vegetarischen Diät bei degenerativen Erkrankungen wie Krebs, Herzkrankheiten, Diabetes und Arteriosklerose ein.[52] Von vielen Forschern werden Enzyme mittlerweile als „Schlüssel für ein langes Leben" bezeichnet. Denken Sie daran: Ohne Enzyme keine Verdauung; ohne Enzyme keine Assimilation; ohne vollständige Verdauung und Assimilation keine strahlende Gesundheit; und ohne Enzyme kein Widerstand gegenüber tödlichen Krankheiten.

Gerstengras, eine der besten Enzymquellen als Schlüssel für ein langes Leben

Gerstengrassaft ist eine hervorragende Enzymquelle, wahrscheinlich eine der besten, die es gibt. Dr. Swope: „Die grünen Blätter von der jungen Gerstenpflanze sind eine exzellente Quelle von Hunderten von 'lebenden' Enzymen.", im Gegensatz zu Vitamin- oder Mineraltabletten aus dem Chemielabor. Im Gerstengras wurden mittlerweile mehr als 80 Enzyme identifiziert, es sind aber wahrscheinlich Hunderte darin enthalten. Unter den Enzymen, die im Gerstengrün vorhanden sind, sind besonders Cytochromoxidase, die Superoxid-Dismutase (SOD), Peroxidase und Katalase zu erwähnen. Diese Enzyme sind äußerst wichtig, um die frühzeitige Alterung von Zellen zu vermeiden und krebsauslösende Substanzen aufzulösen.

Über SOD habe ich ein Extra-Kapitel, „SOD – ein Wundermittel?" für dieses Buch geschrieben. Auch Peroxidase ist in der Lage, die Wiederherstellung geschädigter DNA im Zellkern zu stimulieren und zerlegt Hydrogen Peroxidase. Katalase ist fähig, zellzerstörendes Hydrogen Peroxid (H_2O_2) als Beiprodukt des Atmungsprozesses in Wasser und Sauerstoff aufzuspalten und damit unschädlich zu machen. Katalase wird daher erfolgreich als immunstärkende Behandlung von Krebs eingesetzt. Cytochrom Oxidase katalysiert die Sauerstoff-Reduktion und Transhydrogenase übt eine wichtige Funktion im Muskelgewebe des Herzens aus. Alle erwähnten Enzyme sind für den Fettabbau „zuständig", und wenn wir sie uns zu wenig zuführen, kann es zu Gewichtsproblemen kommen. Außerdem lösen sie toxische Substanzen im Körper auf, die zu Krankheiten führen können.

Dr. Hagiwara bezeichnet Gerstengras als „Schatzkammer voller Enzyme".[53] Dr. Swope schreibt: „Es ist wundervoll, daß uns die Natur ein Lebensmittel, nämlich Gerstengras, zur Verfügung stellt, das die Kraft hat, durch Enzyme und Ko-Enzyme (zusätzlich zu Aminosäuren, Mineralstoffen, Chlorophyll usw.), unsere Zellen mit den grundlegenden Waffen zu versorgen, die sowohl für Gesundheit als auch zur Bekämpfung von Krankheit gebraucht werden." Es würde genügen, wenn Sie jeden Tag einige Teelöffel getrockneten

Gerstengrassaft in ihre Ernährung mit aufnehmen würden, um sicherzugehen, mehr Lebensqualität zu gewinnen. Gerstengras ist ein Lebensmittel mit Enzym-Power!

Gerstengras, ein Füllhorn an lebenswichtigen Vitaminen

Gerstengras, eine gesunde Alternative zu Vitaminpillen

Die Bedeutung der Vitamine als Wächter über unsere Gesundheit ist allgemein bekannt. Sie haben eine wichtige Rolle im Stoffwechsel inne, indem sie als Ko-Enzyme bei wichtigen chemischen Reaktionen mitwirken. Außerdem stärken Vitamine unser Immunsystem, und bestimmte Vitamine wie Vitamin C, Vitamin E und Provitamin A wirken als „Antioxidantien" der zellzerstörenden Wirkung sogenannter freier Radikaler, aggressiver Sauerstoffverbindungen, entgegen und bremsen damit den Alterungsprozeß.

Selbst wer sich mit viel Obst und Gemüse gesund ernährt, sollte bedenken, daß der Vitamingehalt unserer Lebensmittel durch die Anbauweisen der industrialisierten Landwirtschaft, die Auslaugung der Böden, die langen Transportwege und die zu langen und nicht vitaminschonenden Lagermethoden sowie das unbedachte „zu Tode kochen" auf eigenem oder fremdem Herd ständig abnimmt. „Von wegen: ein Apfel täglich!", unter dieser Überschrift brachte „Bio" (ein populäres Magazin für natürliches Leben) im August 1998 die Hiobsmeldung, daß in den letzten zehn Jahren der Vitamin-C-Gehalt von Äpfeln um 80 % zurückgegangen ist. „Bei anderen Obst- und Gemüsesorten sieht es nicht viel besser aus." So ist der Gehalt an Beta-Karotin in Fenchel im angegebenen Zeitraum ebenfalls um 80 % geschrumpft, der Kalziumgehalt von Brokkoli auf ein Drittel und Karotten enthalten nur noch ein Viertel so viel Magnesium wie vor zehn Jahren.[56]

Im Gegensatz dazu aber hat unser Bedarf an Vitaminen zugenommen. Vitalstofflücken sind vorprogrammiert. Um Krankheiten und vorzeitigen Alterungserscheinungen vorzubeugen, ist es daher angebracht, den Körper zusätzlich mit hochdosierten biologischen und natürlich vorkommenden, nicht isolierten Nahrungsergänzungsmitteln zu versorgen. Empfehlenswert ist ein Nahrungsergänzungsmittel wie Gerstengras, das uns alle Vitamine, die wir brauchen, zusammen mit anderen Vitalstoffen wie Mineralien und Enzymen in hoher Konzentration und in natürlicher Ausgewogenheit zur Verfügung stellt.

„Ich möchte betonen, daß die Vitamine in grüner Gerste nicht isoliert und dann wiederzusammengesetzt wurden, sondern immer noch in ihrer natürlichen Chelat-Form und mit anderen Nährstoffen verbunden sind, wie die Natur sie geschaffen hat. Wirf ähnliche Mengen von isolierten oder menschengemachten Chemikalien zusammen, und Du wirst NICHT den gleichen Effekt erzielen".
(Mary Ruth Swope in „Green Leaves of Barley")

Nur natürliche Vitamine werden vom Körper angenommen

In den letzten Jahren sind viele Gesundheitsenthusiasten „verrückt" nach Vitaminpillen geworden. Aber auch Vitamine, und besonders isolierte und chemisch hergestellte, können das sensible Gleichgewicht im Körper aus der

Balance bringen. Dr. Hagiwara: „Um gesundheitsfördernd zu sein, muß es sich um natürliche Vitamine handeln, keine synthetischen". Viele Ärzte warnen vor der Einnahme von isolierten und synthetisch hergestellten Vitaminen, weil sie vom Körper schlecht aufgenommen werden oder in höherer Dosierung gar toxisch wirken.[57] Ann Wigmore kritisiert die Aufnahme isolierter Vitamine, da ein „Zuviel" die gesamte Nährstoffbalance im Körper durcheinanderbringen kann. „Die Antioxidantien, die man in Nahrungsmittelzusätzen findet, kommen auch in Weizengras und anderen natürlichen Nahrungsmitteln vor, und zwar in einer Form, die sicher effizienter ist als die chemisch gewonnenen Stoffe."

Synthetisch hergestellte Vitamine werden vom Körper als Fremdstoffe angesehen, der sie zur Leber zur Entgiftung schickt, und die Rückstände werden entweder durch die Nieren ausgeschieden oder in den Fettzellen als Toxine abgelagert. Amerikaner sind für ihren hohen Konsum an Vitamintabletten bekannt, schon auf dem Frühstückstisch steht ein buntes Arsenal meist synthetisch hergestellter Pillen. Dr. Gold: „Amerikaner nehmen Mega-Dosen an Vitaminen ein. Sie stehen in dem Ruf, den 'teuersten' Urin der Welt zu haben." Obwohl die Amerikaner weltweit die höchsten Ausgaben für ihr Gesundheitswesen pro Kopf der Bevölkerung haben, stehen sie in der Reihe der Nationen mit der längsten Lebenserwartung nur an 25. Stelle.

„Grüner Gerstengras-Extrakt enthält Vitamine in Mengen, die bei weitem die in anderen Nahrungsmitteln übertreffen. Natürliche grüne Gemüse sind die einzige Quelle von Vitaminen, die über einen längeren Zeitraum ohne Nebenwirkungen eingenommen werden können".
(Yoshihide Hagiwara in „Green Barley Essence")

Natürliche Nahrungsmittel wie Gerstengras enthalten Hunderte von Bestandteilen, die miteinander synergetisch, unterstützend, in unserem Verdauungssystem und Blutstrom zusammenwirken. So sind Kalzium und Pyridoxin nötig, um Vitamin B12 aufzunehmen, das wichtig für die Aktivierung von Folsäure ist, und Eisen wird benötigt, um Beta-Karotin in Vitamin A umzuwandeln. Alle die erwähnten Stoffe und andere, die für einen optimalen Stoffwechsel nötig sind, sind im Gerstengras enthalten. Gerstengraspulver wird in den USA und Japan seit mehr als sechzig Jahren als natürliches Vitamin- und Mineralstoff-Nahrungsergänzungsmittel verwendet, mit ausschließlich positiven Resultaten auch bei jahrzehntelanger und hoch dosierter Einnahme.

Wichtig für Vegetarier und Veganer: Gerstengras ist eine der
wenigen pflanzlichen Vitamin B12-Quellen

Im Gerstengras sind fast alle Vitamine in ausgewogenem Verhältnis vorhanden

Der Vitamingehalt von Gerstengrassaft ist erstaunlich. Es finden sich darin alle Vitamine bis auf Vitamin D, das der Körper mit Hilfe des Sonnenlichtes selbst in der Haut herstellt, und zwar in einer konzentrierten und ausgewogenen Form, wie sie der Körper braucht. Gerstengrün (getrockneter Gerstengrassaft) enthält alle Vitamine der B-Gruppe und etwa 30mal soviel B-Vitamine wie Milch und zusätzlich das wichtige Nerven-Vitamin B12, sechsmal so viel Vitamin C wie Äpfel (330 mg pro 100 g), siebenmal so viel Provitamin A wie Spinat (51 500 mg pro 100 g), etwa neunmal soviel Folsäure wie in Spinat (630 mg pro 100 g), ein Mehrfaches der B-Vitamine wie in Bananen (1,3 mg B1, 2,7 mg B2, 0,04 mg B4).

Provitamin A, das im Körper zu Vitamin A umgewandelt wird und als Betakarotin darüberhinaus Zellschutzfunktionen hat, ist für eine optimale Funktion der Augen, der Haut und der Schleimhäute wichtig und schützt vor Sonnenbrand und der schädlichen Wirkung von karzinogenen (krebsauslösenden) Stoffen sowie vor bestimmten Krebsarten wie Hautkrebs, Lungenkrebs und Krebs an den Eierstöcken. Außerdem schützt es vor Infektionen, indem es die Produktion von Antikörpern wie T- und B-Lymphozyten stimuliert, und ist wichtig fürs Körperwachstum und eine normale Knochenentwicklung. Vitamin A wird für die Synthese von DNA und RNA benötigt und für die Herstellung von Adrenalin und ist außerdem für die Fruchtbarkeit von Frauen und Männern wichtig. Im Gegensatz zu Vitamin A, das in zu hohen Dosen im Körper toxisch wirkt, kann Provitamin A nicht überdosiert werden. Der Körper wandelt nur soviel Provitamin A in Vitamin A um, wie er gerade braucht. Gerstengras kann man als konzentrierte Nahrungsmittelquelle für Beta-Karotin betrachten.

Vitamin K wurde 1935 entdeckt und wird normalerweile von einer gesunden Darmflora im Dickdarm vom Körper selbst hergestellt. Aber wer hat die heutzutage schon? Dieses Vitamin wird für die Synthese von wichtigen Proteinen benötigt, die unter anderem am Stoffwechsel der Knochen beteiligt sind und an der Fähigkeit des Blutes, zu gerinnen. In den 30er und 40er Jahren wurde Patienten in den USA vor Operationen erfolgreich Gerstengraspulver verabreicht, um eine ausreichende Versorgung mit Vitamin K sicherzustellen.[58] Auch für Frauen mit Menstruationsproblemen ist Vitamin K wichtig, weil es Krämpfe verhindert und zu starke Blutungen stoppt. Streß verbraucht Vitamin K. Heutzutage hat mehr als die Hälfte der Senioren einen Vitamin K-Mangel. Synthetisch hergestelltes Vitamin K wirkt in höherer

107

Dosierung toxisch. Getreidegräser wie Gerstengras sind die besten Vitamin K-Lieferanten.

Gerstengras ist eine hervorragende natürliche Vitamin C-Quelle. **Vitamin C** ist wichtig unter anderem für eine starke Abwehr, die Wundheilung und die Bildung von Narbengewebe. Es wirkt zusammen mit anderen Antioxidantien wie Vitamin E, Beta-Karotin und Selen als Fänger freier Radikaler (Sauerstoffverbindungen, die zellzerstörend wirken). Freie Radikale sind an der Entstehung degenerativer Erkrankungen wie Krebs und vorzeitigen Alterunsprozessen beteiligt. Vitamin C verbessert außerdem die Aufnahme von Eisen und Kalzium. Streß ist ein Vitamin-C-Räuber. Besonders Raucher, ältere Menschen, Schwangere, stillende Mütter, Frauen, die die Anti-Baby-Pille nehmen und diejenigen, die viel Streß haben, sollten auf eine zusätzliche natürliche Vitamin-C-Quelle wie Gerstengras zurückgreifen.

Folsäure, im Gerstengras reichlich vorhanden, hat eine wichtige Rolle bei der Bildung, Reifung und Regeneration von Blutkörperchen, nimmt auch an der Synthese von Proteinen wie Hämoglobin teil und ist wichtig für unser Nervensystem. Außerdem wird Folsäure für die Synthese der DNA und RNA benötigt. Die beste Quelle für Folsäure sind dunkelgrüne Blattgemüse wie Gerstengras. Da wir von diesem Lebensmittel im allgemeinen zu wenig zu uns nehmen, ist Folsäuremangel weit verbreitet: Etwa 60 % der Frauen sind damit unterversorgt. Besonders in der Schwangerschaft kann es zu einem gefährlichen Folsäuremangel kommen, der zu Mißbildungen des Neugeborenen oder zu Fehlgeburten führen kann. Dr. Hagiwara empfiehlt Schwangeren, vorbeugend täglich mindestens zwei Teelöffel Gerstengraspulver, gelöst in Wasser, einzunehmen. Symptome für einen Mangel an Folsäure können Blutarmut, Verdauungsstörungen, eingerissene Mundwinkel und Reizbarkeit sein.

Vitamin B12 wird vom Körper benötigt, um Folsäure von der inaktiven in eine aktive Form zu verwandeln. Außerdem ist dieses Vitamin für gesundes Nervengewebe und die Blutbildung wichtig. Es ist auch am Fett- und Eiweißstoffwechsel beteiligt. Ein Mangel an Vitamin B12 kann sich durch Energiemangel äußern. Da Vegetarier und Veganer keine tierischen Vitamin B12-Quellen wie Fleisch und Milchprodukte zur Verfügung haben, wird ihnen zur Nahrungsergänzung eine pflanzliche Vitamin B12-Quelle, nämlich Gersten- oder Weizengras empfohlen.

Vitamin B6 (Pyridoxin) ist für die Synthese zahlreicher Proteine wichtig. Es wirkt im Körper als Ko-Enzym bei der Verarbeitung von Kohlenhydraten und Fetten. Außerdem ist Pyridoxin für die Bildung von Neurotransmittern wichtig, die Impulse durch das Gehirn und das Nervensystem senden, und für die Bildung von Anti-Körpern. Pyridoxin kann nicht vom Körper eingelagert werden. Durchschnittlich verfügt der Amerikaner in seiner Ernährung nur über weniger als siebzig Prozent der empfohlenen Vitamin B6-Menge. Ein Defizit von Pyridoxin kann sich in Anämie, Reizbarkeit, Schlafstörungen und der Bildung von Nierensteinen äußern. Gerstengras ist eine der besten Quellen von Pyridoxin. Zusammmen mit seinen weiteren Bestandteilen Vitamin C, Vitamin B12, Folsäure und Eisen sorgt es für die Beibehaltung eines gesunden Immunsystems und eines gesunden Hämoglobin-Niveaus.

1994 wurde im Gerstengras eine Vitamin-E-ähnliche Substanz, **Alpha-tocopherol Succinat**, entdeckt, die die Ausschüttung von Prolaktin sowie eines Wachstumshormons durch die Zellen der Zirbeldrüse fördert. Prolaktin, ein Teil der Muttermilch, hat eine sehr beruhigende, stimmungsaufhellende Wirkung und macht seelisch ausgeglichen. Bei Gewaltverbrechern wurde ein ungewöhnlich niedriger Prolaktin-Spiegel festgestellt. Untersuchungen zufolge setzt

Prolaktin Aggressivität herab und stärkt das Immunsystem durch die vermehrte Produktion von weißen Blutkörperchen. Außerdem hilft Prolaktin, Alterungsprozesse hinauszuzögern und auch im Alter gesundes Gewebe, gesunde Gehirnzellen und gesunde Knochen zu behalten. Alpha-tocopherol reduziert darüberhinaus das Risiko von Brust- und Dickdarmkrebs und verhindert das Wachstum von Krebszellen zehnmal so effektiv wie normales Vitamin E, das bekannt für seine krebsvorbeugende Wirkung ist.

Mineralstoffe, der „Kern des Lebens"

„Gerstengrasextrakt enthält eine größere Menge und bessere Balance von Mineralien als irgendein anderes Lebensmittel, das im allgemeinen für seinen Nährwert geschätzt wird."
(Dr. Hagiwara in „Green Balrey Essence")

Der Mineralstoffmangel unserer Böden bedroht unsere Gesundheit

Während ich dieses Kapitel schreibe, lebe ich auf La Palma, einer Kanareninsel vulkanischen Ursprungs, auf der noch vor zwanzig Jahren ein Vulkan Feuer spie, der jederzeit wieder ausbrechen kann. Magma mit ihrer Fülle von Mineralstoffen wie Eisen, Magnesium, Kalium und Zink hat sich über die Insel und ins Meer ergossen, erhärtete dann und bildet nun die fruchtbarste Erde, die man sich vorstellen kann. Man braucht nur die abgeschnittene Krone einer Ananas auf den Boden fallen lassen und in wenigen Tagen wächst dort eine neue Ananaspflanze. Die Möhren, die hier in dem Garten einer Freundin wachsen, schmecken so süß und intensiv, wie ich es aus Deutschland auch von Bio-Möhren aus dem eigenen Garten nicht kenne.

Vor zwanzig Jahren habe ich auf einem bio-dynamischen Bauernhof in der Nähe von Lübeck gelebt und gearbeitet und auf den monatlichen Bauerntreffen der Demeter-Bauern Schleswig-Holsteins wurde schon damals der Mineralstoffmangel der Böden auch im bio-dynamischen Landbau beklagt (in der herkömmlichen industrialisierten Landwirtschaft ist er wesentlich gravierender), besonders der Magnesium- und Selenmangel. Immer mehr für die Gesundheit wichtige Mineralstoffe werden in die Flüsse und ins Meer gespült. Haben vielleicht deshalb die Japaner die längste Lebenserwartung unter den Industrienationen, weil sie sich über Meeresgemüse, Algen, diese Mineralien auf den Teller zurückholen?

Als früher auf der ganzen Welt Vulkanausbrüche stattfanden, wurde die mit Mineralien angereicherte Erde durch Regenfälle ins Meer gespült. Das erste primitive Leben entstand in einem solchen, mit Mineralien gesättigten Ozean. Dr. Hagiwara bezeichnet daher die Mineralien als „den Kern physischen Lebens". Die Pflanzen, die heute die Erde bedecken, enthalten immer noch, wie der damalige Ur-Ozean, mehr Kalium als Salz. Das Ionen-Gleichgewicht hat sich seither offenbar kaum geändert. Unser Blut hat etwa den Salz- und Mineraliengehalt der Meere.

Mineralstoffe sind für unsere Gesundheit genauso wichtig wie Vitamine. Viele Vitamine können erst mit Hilfe von Mineralstoffen ihre Aufgabe erfüllen. Chinesische Medikamente enthalten sehr viele Mineralien, die das Ziel haben, das Gleichgewicht von Mineralstoffen in unseren Zellen wiederherzustellen und Lebensvorgänge zu stimulieren. Dr. Swope: „Enzyme, Katalysatoren, die den Stoffwechsel ermöglichen, arbeiten nur, wenn die richtigen Mineralien als Ionen in unserer Zellflüssigkeit gelöst sind." Dr. Swope nennt daher Mineralstoffe „die Enzyme für die Enzyme". Mineralien spielen eine wichtige Rolle im Stoffwechsel und sind Bestandteil jeder Zelle. Sie müssen ständig ersetzt werden, weil sie fortwährend über den Urin, den Schweiß und den Stuhl ausgeschieden werden.

Die einzige Quelle, wie wir uns die nötigen Mineralstoffe und Spurenelemente zuführen können, ist durch unsere Ernährung, und die wichtigste Quelle von Mineralien stellen Obst und Gemüse dar. Dr. Hagiwara: „Wenn der Verzehr von Lebensmitteln mit dem richtigen Mineralstoffgehalt vernachlässigt wird, kann der Körper nicht blühen."

Mineralstoffe sind wichtig für unser Säure-Basen-Gleichgewicht

Mineralstoffe sind sehr wichtig für die Regulierung des Säure-Basen-Gleichgewichtes (siehe auch das Kapitel in diesem Buch „Sauer ist nicht lustig"). Sie fördern die Kontraktionsfähigkeit der Muskeln und beteiligen sich an der Reizbarkeit des Nervensystems: Mehr **Kalium** wirkt stimulierend auf den Vagus, eine Zunahme von Kalzium stimuliert das sympathische Nervensystem. Beide regulieren die Wirkung von Hormonen, so wirkt Kalium abschwächend auf die Wirkung von Adrenalin. Kalium, im Gerstengras reichlich vorhanden, sorgt für eine gesunde Darmfunktion, indem es auf natürli-

„Wenn Sie aufgrund von Kaliummangel ständig müde sind, probieren Sie es mit grünem Gerstengrassaft und beobachten Sie, ob das nicht einen Unterschied macht. Ich esse schon seit Jahren „richtig", und Gerstengras-Extrakt gibt mir trotzdem mehr Energie – und ich glaube, er wird auch Ihnen helfen."
(Dr. Swope in „Green Leaves of Barley")

che Weise die Peristaltik anregt und für den Aufbau und die Erhaltung auch der Schließmuskeln sorgt.

Unsere Nahrung enthält im allgemeinen viel mehr Natrium als Kalium und damit wird unser Säure-Basen-Gleichgewicht zugunsten der sauren Seite verschoben, wir sind ständig in den „roten Zahlen", weil wir unser „Konto" überziehen und ständig im „sauren Minus" sind.[59] Das Gleichgewicht von Kalium und Natrium ist für den Erhalt des osmotischen Gleichgewichtes, der Regulierung des Flüssigkeitshaushaltes, in jeder Zelle unentbehrlich. Genügend Kalium ist auch für einen ruhigen Herzschlag nötig und senkt den Blutdruck und damit das Risiko für einen Herzinfarkt oder einen Schlaganfall. Anhaltende Durchfälle und der längere Gebrauch von Abführmitteln und Eßstörungen wie Bulimie führen zu Kaliummangel. In Deutschland sind etwa 60 % der Frauen über 60 Jahren von Abführmitteln abhängig, die die Darmmuskeln auf die Dauer erschlaffen lassen und gefährliche Mineralstoffräuber sind.

Mineralstoffe im Gerstengras stärken unser Immunsystem und halten uns gesund

Das im Gerstengras reichlich vorhandene **Zink** ist wichtig für unser Immunsystem und für die Wirkung von etwa 200 Enzymen, und, wie auch das Spurenelement **Mangan** (ebenfalls im Gerstengras zu finden) für die Insulinspeicherung, Wundheilung und Koordination von Nerven, Gehirn

„Weizengras, Gerstengras und all die dunkelgrünen Gemüse enthalten ein großes Spektrum an lebenswichtigen Vitaminen und Mineralien. Vielleicht fangen wir erst gerade an zu verstehen, warum grüne Nahrungsmittel so gut für uns sind."
(Ronald L. Seibold in „Cereal Grass, What`s in it for you!")

und Muskeltätigkeit. Mangan wird außerdem für den Aufbau von Knorpelgewebe gebraucht und kann dem gefürchteten Bandscheibenverschleiß vorbeugen. Außerdem ist Mangan ein wichtiger Faktor beim Eiweiß-, Fett- und Zuckerstoffwechsel. Zink wie Mangan normalisieren den Blutzuckerspiegel und sind unentbehrlich für die Funktion der Muskeln und Nervenzellen. Es wurde bei Frauen, die unter Osteoporose leiden, ein Manganmangel im Blut festgestellt. Zink wird bei Hautkrankheiten eingesetzt, und schon die alten Ägypter setzten es auch bei Gemütskrankheiten ein.[60]

Herz und Muskeln profitieren besonders von **Magnesium**, das im Gerstengras reichlich zu finden ist. Es ist wichtig zur Herzstärkung und außerdem ein unentbehrliches Nerven- und Muskelrelaxans. Herzinfarktpatienten haben mit Magnesiumtherapie eine wesentlich bessere Überlebenschance. Außerdem wird es in der begleitenden Krebstherapie eingesetzt und spielt auch in der Krebsprophylaxe eine Rolle. Unsere Böden sind sogar auch im Bio-Anbau ausgewaschen und magnesiumarm. Die renommierte Bertelsmann-Stiftung warnt davor, daß sich das Magnesium-Mangelsyndrom wegen einer immer magnesium-ärmeren Nahrung noch mehr ausbreitet.

Ein Magnesiummangel zeigt sich unter anderem daran, daß die Betroffenen schnell gereizt reagieren und streßanfällig sind. Magnesium schützt nicht nur unser Herz, sondern hält auch die Knochen gesund, indem es dafür sorgt, daß Kalzium überhaupt in die Knochen gelangen kann. Der Körper braucht Magnesium für die Bildung eines Enzyms, das für den Aufbau stabiler Knochen-Mineral-Kristalle benötigt wird. Ohne die Vitamine B1 und B6, die ebenfalls im Gerstengras vorhanden sind, kann der Körper Magnesium nicht richtig aufnehmen und verwerten.

Im Gerstengras findet sich auch das wichtige Spurenelement **Kupfer**. Kupfer ist wie Zink ein wesentlicher Bestandteil vieler Enzyme unseres Körpers und deshalb unentbehrlich für zahlreiche lebenswichtige Vorgänge im Organismus. Dieses Spurenelement schützt außerdem als entscheidender Faktor vor der Entstehung von Blutarmut und Arteriosklerose. Ohne Kupfer kann sich kein Eisen im Blut einlagern. Kupfer spielt eine wichtige Rolle in unserem Immunsystem, indem die Bildung von Antikörpern und der sogenannten Killerzellen gefördert wird. Kupfer ist außerdem das Hauptelement für die Pigmentierung von Haut und Haaren und schützt vor frühzeitigem Ergrauen und fahler, blasser Haut. Nimmt man zuviel Zink zu sich, wird der Kupferspiegel im Blut gesenkt, und umgekehrt. Diese beiden Substanzen kommen im Gerstengras in einem ausgewogenen Verhältnis vor.

Gerstengrassaft enthält mehr **Eisen** als Spinat. Eisen ist wichtig für die Blutbildung. Ohne genügend Kupfer kann Eisen aber kein Hämoglobin, den roten Blutfarbstoff, bilden. Gerstengras enthält, wie alle dunkelgrünen Pflanzensäfte, Kupfer und Eisen im idealen Verhältnis, um eine bestmögliche Resorption zu gewährleisten.

Im Gerstengras findet sich reichlich optimal verwertbares **Kalzium**, was für die Entspannung des Herzmuskels sorgt und die Knochen hart und stabil hält. Unsere Knochen enthalten rund ein Kilo Kalk, und jeden Tag scheidet der Körper auch Kalzium aus, so daß wir uns jeden Tag rund ein Gramm Kalzium durch die Nahrung zuführen müssen. Im Stichwort „Osteoporose" im A-Z-Teil dieses Buches habe ich erklärt, warum das in Pflanzen wie Gerstengras enthaltene Kalzium für den Körper viel wertvoller ist als das in Milchprodukten vorhandene. Seibold: „Osteoporose ist in vielen Ländern der Welt so gut wie unbekannt, in denen Milchprodukte nur selten verzehrt werden." Im Gerstengras ist das Kalzium an Proteine gebunden und kann daher vom Körper viel besser aufgenommen werden als zum Beispiel durch Kalzium-Tabletten. Die Absorption von Kalzium im Körper erfordert Östrogen. Östrogenähnliche Stoffe, Isoflavonoide, sind im Gerstengras vorhanden.

Viele Mediziner machen den Selenmangel unserer Böden und im Blutserum der Menschen für einen Anstieg der Krebsfälle mitverantwortlich. **Selen** gehört zu den Antioxidantien und schützt gegen freie Radikale und Umweltgifte wie Kadmium, Blei und Nitrit und reduziert sogar die Toxizität von Quecksilber im Körper. Wer einen hohen Selenspiegel hat, ist besser gegen Eindringlinge wie Viren und Bakterien gewappnet. Umweltbelastete, Rheumatiker und Krebspatienten haben einen dramatisch gesunkenen Selenspiegel. Immer mehr Mediziner fordern deshalb, bei allen chronisch Kranken ständig den Selenspiegel zu überprüfen und ihn gegebenenfalls mit Hilfe von Nahrungsergänzungsmitteln anzuheben.

Hagiwara schreibt, daß das Ungleichgewicht an Mineralien in den Zellen zahlreiche Krankheiten verursacht. Als ideales, ausgewogenes und natürliches Nahrungsergänzungsmittel, das Mineralstoff-Mangelzustände behebt, bietet sich Gerstengras mit seinem einzigartigen Vitalstoff-Spektrum an.

Glycosyl Isovitexin (2-O"-GIV), ein einzigartiges Antioxidans

Sauerstoff kann auch zerstören

Es gibt „guten" und „schlechten" Sauerstoff. Bei letzterem handelt es sich um reaktionsfreudige Arten von Sauerstoff, welche die verschiedensten Krankheiten verursachen können, einschließlich Krebs, Diabetes, Arteriosklerose, Entzündungen, Immunschwäche und frühzeitiges Altern. Viele dieser „schlechten" Sauerstoffarten sind menschengemacht und finden sich in Zigarettenrauch, Autoabgasen, Pestiziden, Industrieanlagen und dem Rauch, der durch Waldbrände entsteht (diese Informationen habe ich einem Vortrag von Professor Shibamoto vom 10.10.1998 in Deutschland entnommen).

Auch ultraviolettes Licht (UV) produziert „schlechten", gesundheitsschädigenden Sauerstoff. Es ist daher wichtig, uns mit Antioxidantien wie natürlichem Vitamin E, Vitamin C und Selen zu versorgen, um „schlechten" Sauerstoff fortzuschaffen und damit unsere Zellen vor oxidativer Zerstörung zu bewahren.

Zusätzlich zu den vielen anti-oxidativen Enzymen wie SOD, Katalase und Peroxidase enthält Gerstengras ein erst 1992 entdecktes Isoflavonoid, das den unaussprechlichen Namen „Glykosyl Isovitexin", abgekürzt 2-O"-GIV, trägt. In Gerstengrassaft sind etwa 0,5 bis 0,7 % 2-O"-GIV enthalten. Es handelt sich um ein einzigartiges, äußerst wirkungsvolles Antioxidans, das noch in keinem anderen Lebensmittel nachgewiesen wurde und das die Peroxidbildung in unseren Zellen und damit frühzeitige Alterungs- und Degenerationserscheinungen verhindert.[61]

Zwei Studien aus dem Jahr 1992 von Dr. Hagiwara zusammen mit T. Osawa, K. Kitta und Shibamoto, isolierten und identifizierten GIV und fanden heraus, daß es als Antioxidans wirkt. Antioxidantien neutralisieren Wirkstoffe, die zur Oxidation von Lipiden (organischen Substanzen) führen. Dabei wird Malanaldehyd (MA) gebildet. Je weniger MA gebildet wird, desto wirksamer unterbindet das Antioxidans die Peroxid-Bildung in unseren Zellen. Peroxide sind sehr aggressive Sauerstoffverbindungen (die wissenschaftlichen Studien sind in der Literaturliste aufgeführt).

Das Antioxidans 2-O"-GIV ist deshalb so wirksam, weil es sowohl fettlöslich als auch wasserlöslich ist. Die Zellen haben zwei Membrane, von denen die innere durchlässig für Fette, die äußere durchlässig für Wasser und Flüssigkeit ist. Der Nachteil von Vitamin C ist, daß dieses Antioxidans die äußere Membran durchdringen kann, aber nicht die innere. Bei Vitamin E ist es umgekehrt. Weder Vitamin C noch Vitamin E können ihr Ziel, den Zellkern, erreichen. 2-O"-GIV kann hingegen beide Membrane durchdringen, direkt im Zellkern wirken und so die zerstörerischen Effekte der Oxidation durch freie Radikale rückgängig machen. Vielleicht stellt daher 2-O"-GIV das effektivste Oxidans dar, das wir kennen.

2-O"-GIV ist als Zellschutzmittel unter UV-Strahlung effektiver als Vitamin E oder Betakarotin

1993 untersuchte Tadashi Nishiyama die Wirkung von 2-O"-GIV und Vitamin E (alpha-tocopherol) auf die MA-Bildung. Diese Studie kam zum Ergebnis, daß Vitamin E unter UV-Bestrahlung zerfällt, 2-O"-GIV hingegen nicht. 2-O"-GIV ist unter UV-Strahlung 500 mal so effektiv als Zellschutzmittel wie das potente Antioxidans Vitamin E und übertrifft sogar die Zellschutzwirkung von Lezithin und Lebertran. Ange-

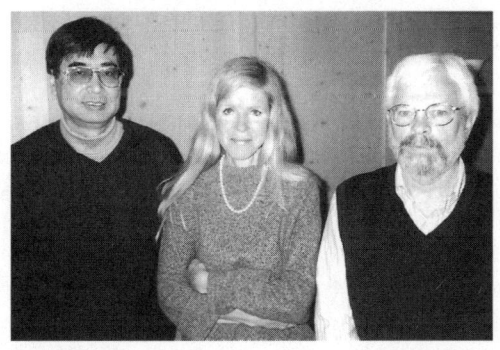

Diese Aufnahme entstand nach dem Vortrag von Professor Shibamoto im Oktober 1998 in München. Zu sehen sind von links nach rechts im Bild: Professor Shibamoto, Barbara Simonsohn und Dr. Bob Terry, Ph. D., Nutrition Advisor and Manager, Relationship Marketing"

sichts der zunehmenden UV-Strahlung aufgrund des Ozon-Lochs mit der Gefahr der Bildung von Hautkrebs kommt dieser Untersuchung eine besondere Bedeutung zu.

Eine Untersuchung, die im Jahr 1994 in der Zeitschrift „Food Phytochemicals for Cancer Prevention II" (Lebensmittel-Phytochemikalien als Krebsprophylaxe) veröffentlicht wurde, kam zum Ergebnis, daß 2-O"-GIV bei den gefährlichen, krebsauslösenden Barbituraten eine wesentlich höhere antioxidative Wirkung als Vitamin E, Betakarotin und eine 60%ige Methanollösung hat.

2-O"-GIV ist in Wasser und Alkohol löslich, auch unter hohen Temperaturen bis 100 ° C stabil, und entfaltet seine Wirkung in einem breiten pH-Bereich von pH3 bis pH9. Als Schutz gegen Blutplasma-Oxidation ist 2-O"-GIV effektiver als Vitamin E und fast so wirksam wie Probucol, ein Medikament, das den Blutdruck senkt und Nebenwirkungen hat. Professor Shibamoto betrachtet 2-O"-GIV als ideale Präventiv-„Medizin" zur Verhütung von Arteriosklerose, da er die Oxidation von LDL hierfür verantwortlich macht, die durch dieses Antioxidans verhindert wird. Er prophezeit, daß es in Kürze das toxisch wirkende künstliche Antioxidans Probucol ersetzen wird. Das 2-O"-GIV in Gerstengras kann wirksam die Gefahr der Entstehung einer Arteriosklerose eindämmen.

Wir sind ständig, 24 Stunden am Tag, der Einwirkung von „schlechten" Sauerstoffen aus unserer Umgebung ausgesetzt. Statistiken zeigen die drastische Zunahme von Krankheiten wie Hautkrebs, Asthma, Candida, Arthritis usw. Auch wenn wir uns gesund ernähren, muß unser Körper mit Umweltgiften wie Autoabgasen, Luftverschmutzung, Zigarettenqualm, Haushaltschemikalien und Giftstoffen in neuer Kleidung fertigwerden. Um die Art von Schutz zu haben, die wir brauchen, ist es daher wichtig, natürliche Nahrungsergänzungsmittel wie Gerstengraspulver mit kraftvollen Antioxidantien regelmäßig und ständig einzunehmen. Das neuentdeckte Gerstengras-Anti-Oxidans **2-O"-GIV** scheint eine herausragende Rolle als Zellschutzmittel bei der Vorbeugung vorzeitiger Alterungsprozesse und chronischer Krankheiten zu spielen.

Die Heilwirkung von Gerstengras

*„Seine totale Ungiftigkeit macht Chlorophyll zu einer der
einzigartigsten therapeutischen Substanzen, die in der
medizinischen Wissenschaft bekannt sind. Die therapeutischen
Qualitäten dieses natürlichen grünen Farbstoffs sind immer
noch so etwas wie ein gutgehütetes Geheimnis unserer
modernen Gesellschaft."*
(Ronald L. Seibold in „Cereal Grass, What´s in it for you!")

Schon im Altertum wurde Chlorophyll
als Heilmittel eingesetzt

Seit Jahrhunderten wurden die grünen Teile von Pflanzen
eingesetzt, um Wundheilung zu fördern. Schon im Altertum
wurden die grünsten Pflanzen bevorzugt für Heilzwecke verwendet. In diesem Jahrhundert fanden Wissenschaftler heraus, daß Chlorophyll ein effektives Deodorant ist, wirksam
entgiftet und Wunden heilt.[62] Dr. G.H. Collings betrachtet
Chlorophyll als wirksamstes Mittel, um die Bildung neuer
Zellen und die Reparatur von Gewebe zu stimulieren. Er
zeigt, daß die Wundheilung mit Chlorophyll-Therapie wesentlich kürzer ist als mit Penicillin, Vitamin D, Sulfanilamid
oder keiner Behandlung.

Chlorophyll-Tabletten werden heutzutage zur Geruch-
seindämmung routinemäßig in Altersheimen, bei Heil-
praktikern und in Krankenhäusern an ältere Patienten mit
Verdauungsproblemen und Inkontinenz verabreicht. In den
USA sind zahlreiche Hautcremes und Salben zur besseren
Wundheilung sowie Zahncremes und Kaugummi auf Chlo-
rophyll-Basis erhältlich.

Wir haben schon im Kapitel „Chlorophyll, das Blut der Pflanzen" erfahren, daß Chlorophyll vom Tier- und Menschenkörper zu Hämoglobin umgewandelt wird. Es liegt daher nah, daß dieser grüne Pflanzenfarbstoff als Blutbildner Menschen und Tieren zur Erhöhung der Hämoglobinmenge intravenös injiziert wird. Natürliches Chlorophyll ist im Vergleich zu chemisch hergestelltem immer besser wirksam und nebenwirkungsfrei. Kulvinskas: „In Fällen, wo diese (chemische, d. A.) Therapie versagt oder nur vorübergehenden Erfolg hat, verschwindet die Anämie (Blutarmut, d. A.), wenn der Patient organische Nahrung erhält und ihm das Chlorophyll in natürlicher Form, als Grassaft, zugeführt wird." Schon Hippokrates sagte: „Laßt eure Nahrung euer Heilmittel sein!". Grüne Grassäfte sind daher besonders für blutarme Menschen, Frauen in der Schwangerschaft und für Vegetarier zur Blutbildung empfehlenswert.

Chlorophyll kann unbedenklich verwendet werden

Chlorophyll wirkt nicht nur bei Blutarmut ausgleichend und heilend. Kulvinskas zählt noch folgende Krankheitsbilder auf, bei denen die Heilkraft des Chlorophylls erwiesen ist:

- Proteinmangel,
- Sinusitits (Nebenhöhlenentzündung),
- Arteriosklerose,
- Magengeschwür,
- Osteomyelitis (bakterielle Infektion der Knochen),
- Pyorrhoe (Eiterfluß),
- Bauchfellentzündung,
- Depressionen.

*„Das grüne Pflanzenblut wird in naher Zukunft die rettende
Medizin für viele sein, um Zivilisationskrankheiten, Strahlen-
schäden, Blutkrankheiten, Unfruchtbarkeit, Immunschwäche
und Umweltgiftbelastungen zu behandeln!"
(Reiner Schmid in „Weizengrassaft, Medizin für ein neues
Zeitalter")*

Die Entdeckung von Chlorophyll als Heilmittel ist nicht neu:
Schon im Jahr 1940 brachte das „Journal of Surgery" (Zeitschrift für Chirurgie) einen Bericht über 1.200 Krankheitsfälle,
bei denen man Chlorophyll erfolgreich zur schnelleren Heilung
eingesetzt hatte. Das Positive an der Chlorophyll-Therapie:
Selbst in hohen Dosen ist Chlorophyll sowohl für Tiere als
auch für Menschen absolut ungiftig, ob es nun intravenös oder
intramuskulär gespritzt oder oral verabreicht wird.

Beeindruckende Heilungserfolge
mit Gerstengraspulver

Dr. Hagiwara schreibt in seinem Buch, daß er am Anfang
seiner Forschungen Gerstengras gar nicht als Medizin oder
Droge zur Behandlung einer bestimmten Krankheit angesehen hat. „Während einer Zeitspanne von fast zwanzig
Jahren, während ich Green Barley Essence der japanischen
Öffentlichkeit vorgestellt hatte, habe ich über seine Kraft,
Hunderte von Beschwerden und Gesundheitsproblemen zu
verbessern, die zuvor auf eine herkömmliche Behandlung
nicht angesprochen hatten, gestaunt." Gerstengrassaft enthält 66mal so viel Chlorophyll wie Spinat und ist damit eine
der besten natürlichen Chlorophyllquellen. In den von ihm
mit voller Namensnennung aufgeführten Erfahrungsberichten finden sich beeindruckende Heilungserfolge:

- Eine Siebzehnjährige litt seit ihrer Kindheit unter Asthma und häufigen Ekzemen. Nach einem Monat Einnahme von Green Barley Essence (bei uns: „Green Magma"), waren die Ekzeme verschwunden, und die Asthma-Anfälle waren wesentlich seltener geworden und traten nur noch abgeschwächt auf. Nach sechs Monaten Einnahme des Gerstengrasextraktes hatte sie kaum noch Asthma-Anfälle, und ihre Haut wurde immer glatter und schöner.
- Eine sechzigjährige Frau, die unter starkem Übergewicht und Bluthochdruck litt, verlor nicht nur an Gewicht, sondern ihre vorher steifen Schultern wurden wieder beweglich und schmerzfrei.
- Eine vierundvierzigjährige Frau hatte eine schlechte Haut und eine fahle Gesichtsfarbe. Nach Einnahme des Gerstengras-Saftes wurde ihre Haut lebendig, rosa und gut durchblutet, und sie war stolz darüber, daß ihr Ehemann sagte, sie sehe wesentlich jünger aus.
- Ein fünfunddreißig Jahre alter Mann war oft müde, lustlos und erschöpft. Was ihm besonders zu Schaffen machte: Auch sein sexuelles Verlangen war eingeschlafen. Seine Frau empfahl ihm daraufhin Green Barley Essence („Green Magma"). Nach sechs Monaten Einnahme hatte er seine Vitalität wieder zurückgewonnen, sein Bauchfett schmolz dahin und sein Sexualleben normalisierte sich völlig.
- Ein junges Mädchen von neunzehn Jahren litt unter ständiger Verstopfung und, wahrscheinlich damit zusammenhängend, unter Unruhe, Reizbarkeit und Ungeduld. Nicht nur ihre Verdauung normalisierte sich, sondern sie wurde auch mental stabiler und entscheidungsfreudiger. „Mein ganzes Leben hat sich verändert."
- Ein Mann von sechzig Jahren litt an einem Magengeschwür. In nur einem Monat erwachte mit der Einnahme

von „Green Magma" sein Appetit, er nahm neun Pfund zu und das Magengeschwür heilte aus. Außerdem verschwand die morgendliche Übelkeit. „Mein Körper konnte mit Green Barley Essence die Krankheit von innen her heilen."

- Eine siebenundfünfzigjähre Frau, bei der Diabetes diagnostiziert wurde, heilte ihre Krankheit ausschließlich mit natürlichen Nahrungsmitteln, Gelée Royal und grünem Gerstengras. „Ich glaube, es ist das beste, Diabetes durch eine sorgfältig kontrollierte Ernährungsweise und natürliche, gesundheitsfördernde Nahrungsmittel, welche die Konstitution verbessern, zu heilen."

- Eine fünfunddreißigjährige Frau, die seit der Geburt ihres dritten Kindes unter Bluthochdruck litt, mußte nach der Geburt drei Monate im Bett liegen, weil sie starke Kopfschmerzen und eine geschwollene linke Hand hatte. Mit „Green Magma" verschwanden ihre Kopfschmerzen innerhalb eines Monats völlig und ihr Blutdruck sank von 230/130 auf 160/100. Außerdem verschwand ihr gelegentliches Nasenbluten. „Obwohl ich befürchtet hatte, daß mein Leben mit Anfang dreißig zu Ende sein würde, ist es mir wieder geschenkt worden."

„Chlorophyll ist der Heiler, ist sowohl kraftvoll als auch sanft –
es zerstört Keime, aber ist sanft zu verwundetem Körpergewebe.
Wie es genau wirkt, ist das Geheimnis der Natur; für den Laien
jedenfalls erscheint dieses Phänomen wie grüne Magie."
(Dr. H. E. Kirschner in „Nature´s Healing Grasses")

Dr. Hagiwara berichtet außerdem von einem fünfzigjährigen Mann, der seine Schulter wieder bewegen konnte, von einem Mann in den Fünfzigern, der seine Herzkrankheit besiegte und seinen Blutdruck normalisierte, einem Schüler, der seine chronische Hautentzündung loswurde, einem Vierzigjährigen, der seine Leberzirrhose nach nur zwei Monaten mit fünf Gläsern Gerstengrassaft täglich kurierte, und einer Frau Ende fünfzig, die ihren Magenkrebs im Anfangsstadium und ihre Verstopfung heilte: „Ich fühle mich gesünder als vor meiner Krankheit" – alles mit chorophyllhaltigem Gerstengrassaft.

Gerstengras regeneriert den natürlichen Energiefluß

Hagiwara schließt aus diesen Erfahrungen: „Was als Allheilmittel betrachtet werden sollte, ist der menschliche Körper selbst." Er hatte schon beim Studieren der chinesischen Medizin erkannt, daß deren fundamentale Methode ist, die gestörten Funktionen des menschlichen Körpers wieder in ihren Normalzustand zu versetzen. Wie die Therapie mit Grünsäften, so ist auch die Chinesische Kräutermedizin geeignet, den natürlichen Energiefluß im Körper wiederherzustellen, statt gegen ein bestimmtes Krankheitsbild ausgerichtet zu sein.

Dies erklärt die auf den ersten Blick überraschende Tatsache, daß Gerstengrassaft bei so verschiedenen Beschwerden hilft wie: Hautproblemen, Haarausfall, Dermatitis, Übergewicht, Verstopfung, Übersäuerung, Mundgeruch, Entzündungen, Potenzproblemen, Libidoverlust, Kreislaufschwäche, Asthma, Gereiztheit, Allergien, Zahnproblemen, Kurzsichtigkeit, Diabetes, Herzkrankheiten, Leberproblemen, Bluthochdruck, Arteriosklerose, Bauchspeicheldrüsenentzündung, Anämie, Leukämie, Alkoholproblemen, Grippe und Erkältungen, inneren und äußeren Entzündungen, Rheuma und Arthritis, Alzheimer-Krankheit, Rückenschmerzen, Ödemen, Osteoporosis, Schlafproblemen, Verbrennungen, Migräne, Multiple Skleorosis (MS), Depressionen, Wechseljahrsbeschwerden, Menstruationsproblemen, Magengeschwüren, Beinkrämpfen, Parkinson, Warzen, Magensäuremangel, Krebs, Neurosen und frühzeitigen Alterserscheinungen.[63]

Ich kann an dieser Stelle aus Platzgründen leider nicht noch mehr Krankheitsbilder besprechen, Sie finden weitere Informationen im Index (Seite 213 ff) und Informationen über Chlorophyll als krebsvorbeugendes und -heilendes Mittel im Kapitel „Verhütet und heilt Gerstengras Krebs?".

Chlorophyllhaltige Getreidegrassäfte bremsen Bakterienwachstum und neutralisieren Gifte

Weizengrassaft und Gerstengrassaft sind chlorophyllreiche Säfte, die unbedenklich eingenommen und auch für Einläufe, zum Beispiel bei Hämorrhoiden oder zur Förderung einer physiologischen Darmflora, genutzt werden können. Scheinbar ist die antibakterielle Wirkung von Chlorophyll nicht auf die Wirkung, die sie auf die Bakterien selbst ausübt, sondern auf die Schaffung einer für ungesunde Bakterien ungünstigen Umgebung zurückzuführen. Dr. Hagiwara schreibt, daß er seine Hautentzündung, die er sich aufgrund einer Verbrennung mit kochendem Wasser zuzog, allein mit aufgepinseltem Gerstengrassaft heilte. In einem Schreiben vom 6. Dezember 1961 an Ann Wigmore bestätigt Dr. Earp-Thomas sogar die Fähigkeit von Grassäften, Gifte wie Fluornatrium, ein Rattengift, zu neutralisieren.

Jeder hat die Möglichkeit, seine Gesundheit durch das Trinken von Getreidegrassäften zu verbessern. Ich habe sowohl mit Gersten- als auch mit Weizengras, frisch und in Pulverform zum Anrühren, sehr gute Erfahrungen gemacht. Bei Verdacht auf Candida-Pilzbefall sollte allerdings nur der nicht süßliche Gerstengrassaft verwendet werden, da alle süßlichen Nahrungsstoffe den Pilz „füttern". Gleichzeitig sollte die Ernährung umgestellt und möglichst viel pflanzliche Frischkost verzehrt werden. Der Mensch stirbt an etwa 250 verschiedenen Krankheiten, während grasfressende Tiere wie Kühe, Pferde und Elefanten nur an fünf bis zehn Krankheiten erkranken. Diese Tiere leben hauptsächlich von rohen, naturbelassenen Lebensmitteln, die ihnen die Natur bereitstellt, und nicht von Fertigprodukten, Konserven und Junk Food aus der Fabrik.

Superoxid-Dismutase (SOD) – ein „Wundermittel"?

Gerstengras, eine der wenigen Quellen von SOD

Gerstengras stellt eine der reichsten pflanzlichen Quellen für das seltenen Enzym Superoxid-Dismutase (SOD) dar. Dieses Enzym findet man besonders häufig in den Organen von langlebigen Primaten. Es wurde erstmals 1969 von Professor I. Freedvich an der Duke University und von J.M. McCord an der University of Southern Alabama im Blut einer Kuh entdeckt und isoliert. Heute wird angenommen, daß SOD den Alterungsprozeß von Körperzellen auch im Gehirn verlangsamt, als potentes Antioxidans freie Radikale zerstört und einen Schlüssel zur Langlebigkeit darstellt.

In den USA ist SOD unter Gesundheitsbewußten zu einem beliebten Nahrungsergänzungsmittel avanciert. Das meiste auf dem amerikanischen Markt erhältliche SOD wird aus Kalbsleber gewonnen. Dies ist insofern gesundheitlich bedenklich, weil viele Kälber in den USA Steroide gespritzt bekommen, um schnell Muskelmasse aufzubauen. In Gerstengras steht uns eine völlig unbedenkliche pflanzliche SOD-Quelle zur Verfügung. Gerstengras ist die potenteste natürliche Quelle für Superoxid-Dismutase.

Wie wirkt das Enzym Superoxid-Dismutase im menschlichen Körper? Es wurden bisher drei verschiedene SOD-Typen entdeckt: Ein SOD-Enzym, das je ein Kupfer- und Zinkatom enthält, eins, das Mangan und ein weiteres, das Eisen enthält. Erythrozyten oder rote Blutkörperchen enthalten einen relativ hohen Anteil eines speziellen Proteins, SOD. SOD hilft dabei, die Körperzellen zu verjüngen, indem es dafür sorgt, daß schädliche Sauerstoffverbindungen wie das Superoxid-Radikal, die beim Atmungs- und Stoffwechselprozeß entstehen, und die durch ihre oxidative Kraft Zellen angreifen und zerstören können, neutralisiert werden.[64] Der normale SOD-Gehalt im Blut beträgt 50 bis 80 Mikrogramm pro Milliliter Blut, mit einem Durchschnittswertes von 60, und schon die Hälfte des Durchschnittswert wird als lethal (tödlich) betrachtet, da ein unkontrolliertes Superoxid-Radikal u. a. zu Muskelabbau, vorzeitiger Alterung, Krebs, Arthritis usw. führt.

„Sowohl in Laborversuchen als auch in klinischen Tests erwies sich die SOD als sicheres und effektives Enzym, das uns vor der Zerstörung der Zellen durch Superoxide, Infektionen, dem Alterungsprozeß, Strahlung, Vergiftungen durch verdorbene Lebensmittel, verschmutzte Luft oder Drogen bewahrt."
(Ann Wigmore in „Schlank, fit und gesund mit Weizengras")

SOD, ein Krebsheilmittel?

Der Arzt Dr. Milton Fried aus Atlanta, USA, schreibt: „Die therapeutischen Möglichkeiten von SOD sind atemberaubend, weil wir ein System von Enzymen in Reichweite vor uns haben, die den Alterungsprozeß verlangsamen und eine lange Liste von degenerativen Krankheiten verhindern oder rückgängig machen können." SOD wird daher auch zunehmend als Krebsheilmittel diskutiert. Dieser Enzymkomplex ist in der Lage, krebsauslösende Substanzen wie Benzypren und die Substanzen Try-P1 und Try-P2, Rückstände von gegrilltem Fisch und Fleisch, zu neutralisieren und unschädlich zu machen. Dr. Hagiwara fand heraus, daß ein wasserlösliches Protein, das im SOD Enzym enthalten ist, die Bildung und Vermehrung von Krebszellen verhindert, die Mäusen gespritzt wurden. SOD schützt auch vor den Auswirkungen radioaktiver Strahlung. Selbst bei intensiver Bestrahlung (10.000 Einheiten Gamma-Strahlung) konnte die Todesrate von Versuchstieren signifikant verkleinert werden. SOD wird in den USA erfolgreich als Substanz gegen Tumorwachstum im Gehirn eingesetzt.[65]

Der Enzymkomplex SOD ist nicht nur als potenter Radikalenfänger, sondern auch für seine entgiftende Wirkung bekannt. Grüner Gerstensaft und sein Extrakt können den Körper in die Lage versetzen, viele Giftstoffe auszuscheiden, die sich andernfalls anhäufen und Krankheiten hervorrufen können.

Außerdem fungiert Superoxid-Dismutase als Neurotransmitter (Nervenimpulsvermittler zwischen Gehirn- und Nervenimpulsen) und fördert damit die geistige und körperliche Fitneß und Beweglichkeit. Halima Neumann empfiehlt besonders das frische, lebende Gras, das ausgekaut wird und „heilende grüne Frischzellnahrung in höchster Konzentration liefert".

Auch durch den beachtlichen Anteil von etwa 243 mg oder 2,4 % Glutaminsäure, einem wichtigen Brennstoff fürs Gehirn, wird die Gehirnleistung wesentlich verbessert. Die Aminosäure Glutamin ist für den Aufbau der grauen Hirnrinde wichtig, die für das Denken und Speichern von Informationen zuständig ist. Glutaminsäure wird erfolgreich bei Senilität, Lernschwierigkeiten und Konzentrationsstörungen verabreicht und ist außer im Gerstengras auch in der Afa-Alge und in Kamut, dem ägyptischen Urweizengras, zu finden.[66] Glutaminsäure könnte man daher als „Super-Kraftstoff fürs Gehirn" bezeichnen und sie ist wie das SOD in der Lage, geistige Ermüdungserscheinungen zu beheben. Gerstengras ist daher ein „Muß" für Schüler, Studierende und Kreative, die geistige Höchstleistungen vollbringen müssen.

Das SOD in Gerstengras schützt vor Giften

Interessant ist die Tatsache, daß Gersten- und Reispflanzen vom Unkrautvertilgungsmittel Paraquat nicht vernichtet werden können, weil beide große Mengen SOD enthalten. Dr. Hagiwara bezeichnet SOD als „Wundermittel", weil es die Zellen vor Zersetzung und die DNA in den Zellen vor Zerstörung bewahrt.

SOD kann seine Aktivität nur entfalten, wenn genügend Mineralien wie Zink oder Kupfer vorhanden sind.

Halima Neumann empfiehlt zur Blut- und Lymphgefäßreinigung viermal täglich einen achtel Liter Gerstengrassaft mit Zugabe von je einem halben Liter Quellwasser zum Ausschwemmen von Giften und Ablagerungen aus allen Organen. Sie schreibt: „Diese Therapie stärkt das Immunsystem, wirkt blutbildend und zellregenerierend und bewirkt einen anhaltenden Verjüngungseffekt im gesamten Körper und besonders auch der Haut."

Sauer ist nicht lustig:
Mit Gerstengrassaft ins Säure- Basengleichgewicht

Übersäuerung oder „Azidose" ist in den Industrieländern zu einem großen gesundheitlichen Problem geworden. Unsere Wälder und Böden werden zunehmend „sauer", und dies hat eine Entsprechung in unserem Körper. Durch die Ernährung mit viel Weißmehlprodukten, Süßwaren, Fleisch, Milchprodukten und Fisch lagern wir immer mehr Säuren in unserem Körper an. Dieser Effekt wird noch verstärkt durch den Gebrauch von Genußmitteln wie Kaffee, schwarzem Tee und Alkohol, und verschlimmert durch Streß und mangelnde Ruhephasen in unserer leistungsorientierten, rastlosen Gesellschaft.

Statt bei Erschöpfung zu schlafen, sich auszuruhen oder zu meditieren (eine Stunde Reiki-Behandlung bringt den pH-Wert um bis zu einem Punkt mehr ins Basische), um angesammelte Säuren auszuscheiden und wieder ins Säure-Basen-Gleichgewicht zu kommen, „dopen" sich die meisten Menschen mit Stimulanzien wie Süßigkeiten, Colagetränken, coffeinhaltigen Drinks, Kaffee und schwarzem Tee und kommen noch mehr in die „roten Zahlen", in den sauren Zustand der Körpersäfte. So „überziehen" sie ihr „Konto" ständig. Unsere Körperzellen können sich durch diesen „Aufpeitscheffekt" nicht mehr energetisch aufladen, und der baldige Energieabfall läßt einen zur nächsten Tasse Cola, Kaffee oder Tee greifen. Schon der regelmäßige Genuß von zwei Tassen Kaffee oder Tee am Tag führt zur Coffein- oder Teeinsucht. Mit Cola gegossen, stirbt jede Zimmerpflanze nach 48 Stunden den Säuretod. Ich habe es ausprobiert! Colagetränke sind vor allem für Kinder „Gift", da die darin

„Gerstengras ist der König der Basenbildner"
(Dr. Hagiwara in „Green Barley Essence")

enthaltene Phosphorsäure die Knochen entkalkt und bereits bei Elfjährigen zu Osteoporose führen kann. Kräutertees, Mineralwasser und grüner Tee sind eine Alternative, weil sie im Körper basisch verstoffwechselt werden.

> *„Grassäfte sind Vital- und Kraftquellen, die stärksten Basenbildner zur Regulierung des Säure-Basen-Gleichgewichts, der Stoffwechselprozesse und Drüsenfunktionen."*
> *(Halima Neumann in „Die grünen Verjüngunselexiere")*

Krebs, Diabetes und Rheuma sind typische „Säurekrankheiten"

Viele Krankheiten wie Diabetes, Rheuma und Krebs „gedeihen" nur auf einem „sauren Boden". Wenn wir mit basischen Lebensmitteln wie Obst und Gemüse oder Grünsäften wieder in ein Säure-Basen-Gleichgewicht kommen, entziehen wir vielen Krankheiten diesen „sauren Boden" und sind auch psychisch nicht mehr „sauer", sondern lebensfroh, gelassen und optimistisch.

In meinem Buch „Papaya, Heilen mit der Wunderfrucht[67]" habe ich ein ausführliches Kapitel über „Hilfe bei Azidose (Übersäuerung)" geschrieben, und wer sich noch ausführlicher zu diesem Thema informieren will, dem empfehle ich das Buch von Halima Neumann, „Stop der Azidose, Allergien und Haarausfall". Die Autorin betrachtet Azidose als Auslöser von Multipler Sklerose (MS) und Krebs. Ich gebe in Hamburg Behandlungen in Azidosetherapie nach Dr. Renate Collier und bundesweit zu diesem Thema Seminare, in denen ich auch eine Massagetechnik zur Entsäuerung des Säurespeichers Bindegewebe vermittle.

Auf der Säure-Basen-Skala haben Fisch, Fleisch, Schmelzkäse, gekochte Eier, geröstete Nüsse und weißer Reis die schlechtesten, am meisten säurebildenden Werte, nämlich minus 15 bis minus 25 , und frische Oliven (plus 35), Papaya (plus 20), schwarzer Rettich (plus 23), die Blätter von Roter Bete (plus 25), Afa-Algen-Pulver und Algen (plus 20 bis 25) sowie Gersten- und Weizengras (plus 23) die besten Werte.[68] Wir sollten zu 70 bis 80 % basenüberschüssige Lebensmittel zu uns nehmen, und nur zu zwanzig bis 30 % säureüberschüssige. Die meisten essen in einem umgekehrten Verhältnis! Wenn Sie keinen schwarzen Rettich, frische Oliven oder Rote Bete-Blätter mögen, sind Gerstengrastabletten oder Gerstengras, frisch oder als Pulver angerührt, eine wunderbare Möglichkeit, Säuren „abzupuffern" und ein Übermaß an Säuren, die zu Ablagerungen und Azidoseschäden führen, zu vermeiden.

Gerstengras, das basischste Lebensmittel, das es gibt?

Dr. Swope und Dr. Hagiwara betrachten Gerstengras und den daraus gewonnenen Extrakt als basischstes Lebensmittel überhaupt. Dr. Hagiwara: „Gerstengras ist der König von allen basenbildenden Nahrungsmitteln. Green Barley ist das beste Lebensmittel, um ein Säure- Basen-Gleichgewicht wiederherzustellen." Spinat, einer der am meisten basenbildenden Nahrungsstoffe, hat auf seiner Tabelle einen Wert von 39,6, während *Green Barley Essence* auf einen Wert von 66,4 kommt und damit bei weitem auch andere Basenbildner übertrifft, wie Bananen (7,9), Tomaten (5,6), Orangen (4,5) und Salat (3,8).[69] Kein Wunder, daß Gerstengrasextrakt ein solch potentes basenbildendes Mittel ist, da es auch in Hinblick auf die Fülle der darin enthaltenen Mineralstoffe alle untersuchten Gemüse, Obst- und Getreidesorten weit in den Schatten stellt. Dr. Hagiwara: „*Green Barley Essence* liefert eine höhere

Menge und ein besseres Gleichgewicht an Mineralstoffen als irgendein anderes Nahrungsmittel, das im allgemeinen für die Gesundheit seiner Nährstoffe geschätzt wird."

Auch Dr. Swope geht auf die alkalisierende Wirkung von Gerstengras ein. Das häufigste Zeichen für ein Säure-Basen-Ungleichgewicht sind Herzschmerzen, Erschöpfung, trockene Haut, Atemlosigkeit, Kopfschmerzen, Reizbarkeit, Schlafstörungen, harter Stuhl, Ruhelosigkeit und brüchige Fingernägel. Man kann mit Teststreifen (Apotheke) den pH-Wert seines Urins oder Speichels leicht selbst untersuchen. Sie empfiehlt, auf keinen Fall Basenpräparate zu nehmen, da es sich um anorganische Mineralien und eine „Zudeckmethode", keine Ursachentherapie, handelt. Dr. Swope kommt zu dem Schluß, „Getrockneter Gerstengrassaft ist eine exzellente Basen-Quelle, um unserer säurebildenden Ernährung etwas entgegenzusetzen. Diese Wirkung macht ihn wirklich zu einem Lebensmittel mit wahrer Kraft."

Schon das Ungeborene profitiert von Gerstengrassaft

Auch Halima Neumann betont in ihrer Broschüre „Grüne Lebensenergien, Heilkraft aus dem Schoß der Erde" die stark entsäuernde Wirkung von Gerstengras durch reichlich basische Mineralien und Spurenelemente. Frische Grassäfte und Grasextrakte in Rohkostqualität können auch die „Volkskrankheit" Magenübersäuerung ursächlich heilen. Alle Drüsen-Funktionen, so auch die Produktion von Magensäure, sind pH-Wert abhängig, das heißt, sie funktionieren nur optimal im Säure-Basen-Gleichgewicht. Auch Enzyme, unter anderem für Stoffwechsel und Verdauung zuständig, aber auch für Denkprozesse und alle anderen Lebensvorgänge, wirken nur in einem bestimmten pH-Bereich, und viele

Enzyme verlangsamen ihre Tätigkeit oder stellen sie gar ein, wenn das Milieu, die Umgebung, zu sauer wird. Gerstengrassaft hat übrigens den selben pH-Wert wie Muttermilch, und Halima Neumann empfiehlt daher, Kleinkinder nach dem Abstillen mit Gerstengrassaft, Grünsäften und grüner Pflanzennahrung aufzuziehen, damit sie sich körperlich und geistig optimal entwickeln.

Schon in der Schwangerschaft sollte die Mutter auf eine basenüberschüssige Ernährung achten. Dr. Hagiwara hat festgestellt, daß Mütter, die schon in der Schwangerschaft auf ihr Säure-Basen-Gleichgewicht auch mit Hilfe von Gerstengrassaft geachtet haben, gesunde, seelisch ausgeglichene und fröhliche Kinder auf die Welt brachten. Wenn eine werdende Mutter allerdings nicht genug basenbildende Nahrungsmittel zu sich nimmt, sondern hauptsächlich säurebildende Nahrungsmittel ißt, wird sie eher Kinder mit einer schwachen Konstitution und unausgeglichenem Gemüt zur Welt bringen. Schlecht ernährte Kinder werden übersensibel und ungeduldig, und viele entwickeln motorisch abnormes Verhalten.

Viele Kinder sind heute leicht gereizt, quengelig und hyperaktiv. Könnte die Ursache dafür in einer säurebildenden Ernährung schon im Mutterleib liegen? Die Mutter stellt den „Erdboden" für den Fötus dar, und daher ist eine vitalstoffreiche, ausgewogene Ernährung in der Schwangerschaft für eine gesunde Entwicklung der Leibesfrucht äußerst wichtig.

Warum Gerstengrassaft für Kinder mit ADS so wichtig ist

Johannes Holler empfiehlt in seinem Buch „Das Neue Gehirn", bei Arbeitsbesprechungen und Konferenzen statt Kaffee Gerstengrassaft für bessere Konzentration zu reichen. Gerstengrassaft stellt, so Holler, eine „wertvolle Gehirnnahrung" dar, die zugleich nährt und entgiftet. Gerstengrassaft schmeckt angenehm wie grüner Tee mit einem leichten Aroma frischer Erbsen oder frischen Spinats. Er enthält nicht nur Eisen und Chlorophyll, sondern für die optimale Eisenaufnahme auch Kupfer, Kalium und Folsäure. Anämie aufgrund von Eisenmangel geht mit Konzentrationsschwäche und psychischer Überanstrengung einher. Grüner Gerstengras-Extrakt enthält Eisen in organisch gebundener Form als zweiwertiges Eisen, das sofort vom Darmtrakt aufgenommen werden kann und dem Blut – und dem Gehirn – unmittelbar zur Verfügung steht. Es wird empfohlen, daß Kinder und Erwachsene dreimal täglich 2 bis 4 Gramm Gerstengras-Extrakt in Wasser aufgelöst trinken.

Professor Karl J. Abrams war der erste, der darauf hinwies, wie wichtig die Afa-Alge und Getreidegrassaft für Kinder mit ADHD – Aufmerksamkeitsstörungen und Hyperaktivität – sind. In seinem Buch „Attention Deficit Hyperactivity Disorder – A Nutritional Approach" (ADHD – ein Ernährungsansatz, Timeless Books Publications, Chelsea, Michigan, 1998) wendet er sich heftig gegen Ritalin: „Ritalin als Rettung? NEIN!". Statt synthetischer Drogen mit gravierenden Nebenwirkungen empfiehlt er bestimmte Nahrungsmittel, eine Änderung von Lebensgewohnheiten und natürliche Nahrungsergänzungen.

Abrams propagiert biologisch angebautes Obst und Gemüse, weil sie helfen, den Organismus von Umweltgiften zu befreien, und weil sie wesentlich mehr Inhaltsstoffe wie Vitamine und Mineralstoffe (wie zum Beispiel Zink) enthalten als Gemüse aus dem Supermarkt. Der Gehalt von organischen Lebensmitteln an Kalzium und Spurenelementen ist 200- bis 500mal (!) so hoch wie bei Gemüse aus der industrialisierten Landwirtschaft. Außerdem empfiehlt er, bestimmte Nahrungsmittel wie Zucker, Soft Drinks, Fertigprodukte, Lebensmittel in Dosen, Thunfisch (wegen der Schwermetallbelastung), Farbstoffe und Konservierungsstoffe zu meiden. New York City verbannte in einem Versuch zwischen 1979 und 1983 Zuckerhaltiges und Zusatzstoffe aus den Schul-Cafeterias. Verhalten und Lernleistungen der Schüler verbesserten sich in beeindruckender Weise.

Um den Bedarf an lebenswichtigen Enzymen zu decken, empfiehlt Abrams neben täglich 1,5 Gramm Afa-Algen Getreidegrassäfte wie Gersten- und Weizengrassaft. Man hat festgestellt, daß die Enzyme in Getreidegrassäften optimal mit den Enzymen im menschlichen Verdauungstrakt zusammenarbeiten. Viele Kinder mit ADS haben Verdauungsprobleme wie Blähungen oder Verstopfung. Gerstengras enthält ein besonders kraftvolles Enzym in hoher Konzentration, nämlich Superoxid-Dismutase (SOD), was als Antioxidans wirksamer als Vitamin E ist. Darüber hinaus enthält Gerstengrassaft zahlreiche Polypeptide, hochwertige Eiweiße, welche der Körper zum Aufbau von Nervenzellen benötigt, und eine Fülle von Mineralstoffen wie Chrom, Eisen, Magnesium, Mangan und Kalzium, an denen viele Kinder mit ADS-Symptomen einen Mangel aufweisen .

Abrams empfiehlt als Nahrungsergänzung Gerstengrasoder Weizengrassaft. Gerstengrassaft hat den Vorteil, daß er auch für Kinder mit Candida-Befall gut verträglich ist, weil Gerstengrassaft im Gegensatz zum süßlichen Weizengrassaft nicht den Pilz füttert. Die Bitterstoffe im Gerstengrassaft stärken außerdem Milz, Bauchspeicheldrüse und Magen. Gerstengrassaft enthält etwa doppelt so viele Enzyme wie Weizengrassaft und dazu noch ein besonders kraftvolles Antioxidans, Glycosyl Isovitexin. Wer Gerstengras nicht selbst anbauen und auspressen will, kann sich aus pulverisiertem Gerstengraspulver einen Gründrink anrühren.

Gerstengras ist ein wahres Power-Elixier und daher die ideale Gehirnnahrung. Das Gehirn braucht mehr Nährstoffe als jedes andere Organ und empfängt 25mal so viel Blut wie ein ebenso schweres Gewebe. Es verbraucht sofort 20 % der dem Körper durch Nahrung zugeführten Energie, obwohl es mit drei Pfund nur ein Fünfzigstel des Körpergewichts ausmacht (vgl. Holler, „Das Neue Gehirn").

Gerstengrassaft liefert doppelt so viel Kalzium wie Milch, doppelt so viel Kalzium und Kalium wie Weizengras, etwa 30mal mehr von allen „Nerven-Vitaminen" des Vitamin-B-Komplexes wie Milch und zusätzlich das wichtige B12-Vitamin, ebenso reichhaltig Provitamin A (Beta-Karotin) und siebenmal so viel Vitamin C wie die entsprechende Gewichtsmenge Orangen, fünfmal so viel Eisen wie Spinat und große Mengen der wichtigen Mineralstoffe Magnesi-um, Kalium, Kupfer und Zink. Halima Neumann: „Dieses Nährstoffprofil kann keine tierische Nahrung bieten." Derart konzentrierte, natürliche Nahrungsergänzungen sind ange-sichts wachsender Vitalstoffdefizite in unseren Lebensmitteln unverzichtbar – besonders für Kinder, die für ihre optimale Gehirnfunktion noch mehr als Erwachsene davon brauchen.

Außerdem enthält Gerstengrassaft einen hohen Anteil an essentiellen Fettsäuren wie zum Beispiel Linol- und Linolensäure, die besonders für Kinder mit Aufmerksam-keitsstörungen wichtig sind, da hieraus Neurotransmitter und Nervenzellen gebaut werden. Diese Fettsäuren liegen bei Gerstengrassaft in idealer Zusammensetzung von 50 % Linolensäure, 20 % Palmitinsäure und 9 % Linolsäure vor. Darüber hinaus enthält Gerstengrassaft neben allen acht essentiellen Aminosäuren noch weitere elf in ausgewogener, für Körper und Gehirn optimaler Zusammensetzung. Die Aminosäuren im Gerstengrassaft sind leicht verdaulich und hinterlassen nicht wie Eiweiß tierischer Herkunft Schlacken im Darm. Kinder im Wachstum und unter Schulstreß haben einen erhöhten Bedarf an Vitamin C, Mineralstoffen und B-Vitaminen, die alle in Gerstengrassaft reichlich vorhanden sind.

Meine Kinder mögen am liebsten das von Dr. Yoshihide Hagiwara entwickelte „Green Magma", das es in Apotheken, vielen Reformhäusern und auch im Versand als Pulver oder auch als Preßlinge gibt. Es schmeckt angenehm süßlich und kann auch mit Säften wie Ananas- oder Birnensaft gemischt werden. „Green Magma" stammt aus Bio-Anbau von mineralstoffreichen Böden in Kalifornien und ist besonders leicht assimilierbar, weil für die Herstellung nicht das Gerstengras pulverisiert wurde, sondern der Saft, der aus Gerstengräsern schonend gepreßt wird. Freya und Michael trinken jeden Morgen ein Glas Gerstengrassaft, angerührt aus einem Teelöffel „Green Magma"-Pulver. Morgens machen seine Inhaltsstoffe munter, während abends ein Glas Gerstengrassaft überaktive Kinder beruhigt und schläfrig macht. Das liegt am hohen Gehalt an Tryptophan und Serotonin, Stimmungsaufhellern, die abends vom Körper in das Schlafhormon Melatonin umgewandelt werden.

„Gerstengrassaft ist eines der wertvollsten basischen Frischzellenelexiere, wirksam gegen alle Zivilisationserkrankungen."
(Halima Neumann in „Stop der Azidose")

Gerstengrassaft, ein Verjüngungselixier

Enzyme im Gerstengras beschleunigen die Zellteilungsrate und reparieren geschädigte Zellen

Ich kann Ihnen nicht versprechen, mit Gerstengras unsterblich zu werden. Gerstengras kann Ihnen aber dabei helfen, alternde Zellen zu verjüngen, den Alterungsprozeß zu verlangsamen und Ihnen das Gefühl zu geben, vitaler und lebendiger zu sein.

Grassäfte sind voller Enzyme und verbessern das Blutbild. Kulvinskas: „Es gibt keinen schnelleren, sichereren Weg, die Verdauung zu regeln und für Erneuerung der Zellen zu sorgen, als durch Chlorophyllzufuhr." Brown Langone stellt in seinem Buch „Make Your Cells Grow Younger" (Verjünge Deine Zellen) fest, daß wir ein Jugend-Auxin, eine Art Hormon aufnehmen, wenn wir junge Grünpflanzen, Sprossen und Getreidegräser essen.[70] Dr. Weston Price, der Gründer der Price-Pottenger Nutrition Foundation, isolierte eine Substanz aus den Spitzen junger Gräser, die die Regeneration geschädigter Zellen fördert. Junge Getreidegräser kann man daher als Verjüngungstonikum einsetzen. Gerstengrassaft entgiftet den Körper, indem das Chlorophyll die Ausscheidung von Schleim, kristallisierten Säuren und anderen Schlacken und eine gute Verdauung fördert. Fünfzehn Pfund Weizen- oder Gerstengras entsprechen etwa dem Nährwert von 350 Pfund (!) bestem, biologisch angebautem Gemüse.

Dr. Wigmore schreibt in ihrem Buch „Be your own doctor", daß Dr. Earp-Thomas mehr als hundert Stoffe, darunter auch alle bekannten Mineralstoffe, aus Gersten- und Weizengras isoliert hat. Am 8. Tag des Wachstums enthält Getreidegras, auf der Fensterbank angebaut, alle essentiellen Aminosäuren. Weizen- oder Gerstengras kann daher als wirkliche Vollwert-Nahrung gelten.

Getreidegrassäfte versorgen mit ihrem ausgewogenen Nährstoffprofil mit allen essentiellen Aminosäuren, Vitaminen und Mineralien unterernährte Körperzellen optimal und regen die Zellteilungsrate an. Gerstengras ist die reichste natürliche SOD-Quelle – siehe auch das vorherige Kapitel in diesem Buch – , wobei SOD nicht nur krebshemmendes Enzym darstellt, sondern als außerordentlich wirksamer Fänger freier Radikaler auch die Fähigkeit besitzt, die zellzersetzende Oxidationskraft im Körper, die alle Alterungsprozesse beschleunigt, herabzusetzen. Wenn die Versorgung der Zellen mit SOD schlecht ist, verlieren sie die Fähigkeit, sich selbst zu erneuern und sterben frühzeitig ab.

SOD spielt eine bedeutende Rolle darin, bestimmte Alterungsprozesse zu verlangsamen oder gar zu unterbinden. Dr. A. Michelson hat herausgefunden, daß Alterungsprozesse schneller unter der Bedingung eines niedrigen SOD-Niveaus stattfinden. Gerontologen stellten fest, daß Fruchtfliegen, die kurzlebig sind, niedrige SOD-Werte aufweisen, während Fruchtfliegen mit einer langen Lebensspanne hohe SOD-Werte haben.

Der Schutz durch SOD ist wichtig

Wissenschaftler, die die Möglichkeiten der Lebensverlängerung erforschen, beschäftigen sich zunehmend mit SOD. Dr. Hans Kugler, Autor von „Slowing Down the Aging Process"[71] („Verlangsamung des Alterungsprozesses") und „Seven Keys to A Longer Life" („Sieben Schlüssel für ein längeres Leben", Fawcett-Verlag) hat ein spezielles Interesse am Zentrum im Gehirn, das den Alterungsprozeß steuert. Er sagt: „Ungleichgewichte der Neurotransmitter, der chemischen Stoffe also, mit der unsere Nervenzellen miteinander kommunizieren, können alles bedeuten von beschleunigtem Altern bis zu Depressionen oder anderen mentalen Störungen. Ein Bestandteil, der dabei eine Schlüsselstellung einnimmt, ist der Neurotransmitter Norepinephrin, der sehr schnell bei Anwesenheit des Superoxid-Radikal zerstört wird. Die Zerstörung nur eines kleinen Teils des Norepinephrins beschleunigt den Alterungsprozeß und führt zu Depressionen. Daher ist der Schutz durch SOD so wichtig". Man hat durch Tierversuche herausgefunden, daß große Mengen von SOD die Lebensspanne von Versuchstieren verdoppeln konnten.

Nur chlorophyllhaltige Grünsäfte sind in der Lage, die übersäuerten Körpersäfte effektiv und rasch zu alkalisieren und die krebserregenden Substanzen, die durch die Körperübersäuerung vorherrschen, abzubauen. Halima Neumann: „Übersäuerung läßt das Gewebe und die Organe dahinwelken, und nur die basenreichen, grünen Säfte können eine Verjüngung mit Langzeitwirkung, selbst von Haut und Haaren, von innen heraus bewirken."

Neben den blaugrünen Algen Chlorella und Afa-Algen enthält auch Gerstengras DNS und RNS, Nukleinsäuren, die die Zellneubildung fördern, besonders auch von geschädigtem Gewebe. Sie haben einen stark stimulierenden positiven Effekt auf das Erbgut (die Informationen an die DNS) und stärken die Funktion im Aufgabenbereich jeder einzelnen Zelle.

„Leblose Zellen ergeben leblose Menschen, und ich bin sicher:
'Tote Nahrung' ergibt 'tote' Menschen."
(Dr. Swope in „Green Leaves of Barley")

Gerstengras verjüngt die Zellen und die Haut

Grünsäfte aus Kulturgräsern sind eine für jeden erschwingliche und nebenwirkungsfreie Frischzellenkur, die die Zellerneuerung auf natürliche Weise durch bestimmte Wachstumsfaktoren anregen. Das im Gerstengras enthaltene aktive Enzym Phycocyanin sowie Chlorophyll, Eisen und Vitamin B 12 stimulieren das Knochenmark und tragen zur Bildung von roten und weißen Blutkörperchen bei.

Fitneß und geistige Frische, auch Lebensfreude und Elan hängen von der Energiezufuhr durch lebendige Nahrungsmittel ab und auch von der schnellen, reibungslosen Verdauung unserer Nahrung. Halima Neumann: „Um die Verdaulichkeit der Nahrung und die Geschwindigkeit, Abbauprodukte effizienter zur Ausscheidung zu bringen, zu erhöhen, ist das nicht erhitzte Pflanzengrün die einzigartige natürliche Hilfe – der Schlüssel zum Jungbrunnen."

Neben Gerstengras sind in diesem Zusammenhang als „Verjüngungs-Elixiere" noch Afa-Algen, roher Spinat (Nachteil: Hoher Anteil an Oxalsäure), Alfalfa-Sprossen und frische Beinwellblätter zu empfehlen. Alfalfa läßt sich leicht auf der Fensterbank ziehen, es gibt Alfalfa aber auch schon als Pulver oder als Preßtablette und Beinwell, entgegen Vorurteilen auch in größeren Mengen gesund, wächst anspruchslos auf dem Balkon oder im Garten.

Proteine (Eiweiß) gelten als „Bausteine des Lebens" und sind wichtig für die Zellerneuerung. Gerstengraspulver besteht zu etwa 45 % aus Proteinen, die damit die größte Einzelkomponente darstellen. Im Vergleich enthält Weizenvollkornmehl nur 10 % Eiweiß. Gerstengrassaft enthält besonders viel der leichten Proteinmoleküle oder Polypeptide, die für den Körper sehr einfach verwertbar sind. Gerstengrassaft weist alle essentiellen Aminosäuren in leicht verdaulicher Form und in solchen Proportionen auf, daß der Körper daraus optimal Gewebe aufbauen kann. Analysen zeigen, daß Gerstengras u. a. die lebenswichtigen Aminosäuren Valin, Leuzin, Isoleuzin, Phenylalanin, Threonin und Methionin in einem stabilen Zustand enthält.

Die im Gegensatz zum Weizengras reichlich im Gerstengras vorhandene Glutaminsäure verbessert das Kurz- und Langzeitgedächtnis, erhöht die Reaktionsschnelligkeit, verbessert das Lernvermögen und wirkt als Alzheimer-Prophylaxe.[72] In Gerstengraspulver sind etwa 250 mg Glutaminsäure pro 10 g enthalten.

Die Haut gilt als Spiegel der Gesundheit. Vielfach weist eine rauhe oder entzündete Haut auf Probleme im Magen- und Darmbereich hin, ein geschwollenes Gesicht kann ein Anzeichen für Leber- oder Nierenleiden sein, und Pickel und Mitesser ein Zeichen für eine Übersäuerung und Verschlackung des Körpers. Gerstengrassaft ist in der Lage, durch seine Fülle an Mineralien, Enzymen und Vitaminen die Zellen der inneren Organe und die Haut zu verjüngen. Die Therapie mit Grassaft stärkt das Immunsystem, wirkt blutbildend und zellregenerierend und bewirkt einen anhaltenden Verjüngungseffekt im gesamten Körper und besonders auch der Haut. Die effektive Wirkung von grünem Gerstengrasextrakt zur Verjüngung der Haut wurde in klinischen Studien bestätigt, die von Dr. Tatsuo Muto, einem Dermatologen, in Japan durchgeführt wurden.

Das im Gerstengras reichlich vorhandene Wachstums-Hormon Tryptophan, eine Aminosäure, stimuliert die Bildung neuer Körperzellen. Die Stoffe im Gerstengras sind in der Lage, das Wachstum von Krebszellen zu stoppen und den Körper in die Lage zu versetzen, Gifte, die, wenn sie sich ständig weiter ansammeln würden, zu chronischen Krankheiten und vorzeitigem Altern führen würden, auszuscheiden.

Mit Gerstengras fühlen Sie sich jung und voller Energie, unabhängig vom Alter!

Dr. Swope hat in ihrem Gerstengrasbuch eine Menge Erfahrungsberichte angeführt von Menschen, die überzeugt sind, durch Gerstengrasextrakt ihren Körperzellen die Nährstoffe zu geben, die benötigt werden, um Körper und Geist in Richtung eines Lebensgefühls von Gesundheit, Jugendlichkeit und Energieüberschuß zu bringen.

Hier einige Zitate aus ihrem Buch: „Ich fühle, daß Grüner Gerstengrasextrakt meine Vitalität wiederhergestellt hat. Mal sehen, was der neue Arzt, ich ziehe bald um, über eine Leukämie-Patientin sagt, die eine solche Lebenskraft ausstrahlt." „Seit einer schweren Bronchitis war ich immer erschöpft. Jetzt kann ich wieder stundenlang ohne Pause durcharbeiten, und weil ich so gut aussehe, fragen mich die Leute, wie ich das schaffe." „Ich probierte Gerstengras-Pulver aus, weil ich dauernd müde und antriebsschwach war. Jetzt habe ich ständig ein Gefühl von Energie und Wohlbefinden. So etwas schätzt man mehr, wenn man solange ohne es auskommen mußte. Es muß am Gerstengras liegen, weil ich sonst nichts in meinem Leben geändert habe." „Als Alkoholiker war ich schon 14 Monate trocken. Nach nur drei Wochen Einnahme des Gerstengraspulvers, hatte ich keine Kopfschmerzen mehr, aber, was noch viel besser war: Ich habe wieder Lebensfreude und Optimismus gewonnen, und mein Gedächtnis hat sich wesentlich verbessert."

Gerstengras schützt vor Radioaktivität und UV-Strahlung und heilt Strahlenschäden

„Grüne Algen- und Grassäfte schützen nachweislich vor
radioaktiven Strahlenschäden, auch vor Röntgenstrahlen, und
senken das Krebsrisiko."
(Halima Neumann in
„Grüne Lebensenergien – Heilkraft aus dem Schoß der Erde")

Gerstengras schützt vor durch Radioaktivität und Sonnenlicht hervorgerufenen Zellschäden

Gerstengras stellt eine große Hilfe im Atomzeitalter dar. Weltweit sind mehr als 500 Kernkraftwerke und mehrere Wiederaufbereitungsanlagen in Betrieb, die die Belastung durch radioaktive Bestrahlung erhöhen. Sogar Fernseher „bombardieren" uns mit radioaktiver, zellzerstörender Strahlung. Wir sollten deshalb beim Fernsehgucken in mindestens vier Meter Abstand sitzen und unseren Fernsehkonsum bewußt steuern. Noch immer sind unsere Wälder und Baumaterialien durch den Reaktor-Unglücksfall in Tschernobyl radioaktiv belastet.

Radioaktive Strahlung ist in jeder Dosis zellschädigend, auch bei geringer Dauerstrahlung. Bei höherer oder Dauerstrahlung wirkt radioaktive Strahlung zelltötend. Besonders in der Nähe von Kernkraftwerken wie Krümmel oder Stade und von Wiederaufbereitungsanlagen steigt die Rate an Leukämie (Blutkrebs) besonders bei Kindern. Hinzu kommt die Strahlenbelastung durch Röntgenstrahlung wie zum Beispiel während der Mammographie.

Als ich vor einiger Zeit beim Zahnarzt war, und er nach viereinhalb Jahren (!) seit meinem letzten Zahnarztbesuch

147

kein Problem finden konnte (ich führe das auf meine gesunde Ernährung und tägliche Reiki-Behandlungen zurück) wollte er meine Zähne röntgen. Begründung: „Nach viereinhalb Jahren *muß* doch irgendwas sein!" Ich hatte keinerlei Beschwerden. Offenbar gehen viele Ärzte zu leichtfertig mit dieser immer belastenden Diagnosetechnik um, vielleicht, um ihre teuren Geräte zu amortisieren.

Auch die Belastung durch UV-Strahlen nimmt zu. Trotz eines Verbots der Fluorchlorkohlenwasserstoffe (FCKW), die unsere schützende Ozonschicht zerstören, wird es mindestens 20 Jahre dauern, bis sich dieser natürliche Sonnenschutz wieder regeneriert hat. Führende Dermatologen prophezeien die Verdoppelung des gefährlichen Schwarzen Hautkrebs aufgrund gestiegener UV-Strahlung innerhalb der nächsten zehn Jahre.

„Es gibt zahlreiche wissenschaftliche Studien, die den Wert von grünem Gerstengras als Unterstützung der Zellen, die durch Strahlenbelastung geschädigt wurden, belegen."
(Dr. Swope in „Green Leaves of Barley")

Vor und nach dem Röntgen Gerstengras trinken!

Es hat sicher wenig Sinn, sich um die Strahlenbelastung Sorgen zu machen, weil Sorgen und Ängste zusätzlich unser Immunsystem schwächen. Gott sei Dank haben wir mit Gersten- und Weizengrassaft ein hervorragendes Mittel, uns vor Strahlenbelastung zu schützen und sogar durch Strahlenbelastung geschädigtes Gewebe zu regenerieren. Man hat festgestellt, daß Chlorophyll die Widerstandsfähigkeit gegenüber radioaktiver Strahlung erhöht.[73] In einem Versuch mit Meerschweinchen, die alle eine tödliche Dosis Röntgenstrahlen bekamen, starben innerhalb von zwanzig Tagen 97%

der mit üblichem Futter gefütterten und 44% der mit Karotten gefütterten Tiere, aber keines der Meerschweinchen, die mit dunkelgrünem Gemüse gefüttert wurden. Chlorophyll in Gerstengras wird schnell vom Blut aufgenommen und fördert die Bildung neuer Blutkörperchen – siehe auch die Kapitel „Chlorophyll, das Blut der Pflanzen" und „Die Heilwirkungen von Chlorophyll und Gerstengrassaft" in diesem Buch. Gerstengrassaft beschleunigt die Zellneubildung. Durch das Trinken von Gersten- oder Weizengrassaft wird die zur Verdauung nötige Milchsäurebildung gefördert, die ebenfalls Strahlenbelastungen vermindert. Daher sollten Sie vor und nach Röntgenbestrahlungen Gerstengrassaft zur Vermeidung von Strahlenschäden trinken!

Die Enzyme im Gerstengras helfen bei der Erneuerung strahlengeschädigter Erbgutträger (DNS) und der Bekämpfung von zellschädigenden freien Radikalen, die bei Strahlenbelastung jeder Art (zum Beispiel durch Fernsehen, Röntgenstrahlen, Lebensmittel-Bestrahlung, Mikrowellen-Herden und atomarer Strahlung) entstehen. Mikrowellenerhitzte Nahrung, in Schnellimbiß-Buden die Regel, ist weder für einen Gesunden noch für einen Kranken zumutbar. Unmittelbar nach der Aufnahme von Nahrung, die in Mikrowellenöfen zubereitet wurde, werden Veränderungen im Blut beobachtet, wie sie bei der Auslösung eines Krebsprozesses vorliegen.[74]

Dr. Swope schreibt: „Enzyme wie SOD, Glutamin Peroxidase, Methion Reduktase und Katalase (alle im Gerstengrassaft, d. A.) sind die kraftvollsten Antioxidantien, die unser Körper in der ersten Verteidigungslinie verwendet, um die freien Radikale, die durch Strahlung entstehen, zu bekämpfen. Gott sei Dank hat die Natur ein Heilmittel für uns."
Dr. Hagiwara hat durch seine Forschungen herausgefunden, daß die Enzymfülle im Gerstengrassaft und Lezithin-ähnliche

Substanzen eine DNA, die radioaktiver oder Umweltstrahlung ausgesetzt war, wiederherstellen und reparieren.

Seibold behauptet, daß noch nicht vollständig geklärt sei, wie grüne Nahrungsmittel wie Gerstengrassaft vor chemischen Karzinogenen (krebsfördernden Substanzen) und Bestrahlung schützen. Offenbar spielen dabei besonders Chlorophyll, Beta-Karotin und Vitamin C eine Rolle. Auch das Enzym P4D1, in Gerstengras reichlich vorhanden, stimuliert die Reparatur der DNA, einschließlich der reproduktiven Zellen. Dr. Swope vermutet daher, daß dieses Enzym Fehlbildungen bei Neugeborenen verhindert. Es reichen nach Schmid etwa zwei Gläser Gerstengrassaft täglich, um die zur Zeit auf einen Großstadtmenschen einwirkenden radioaktiven Belastungen zu neutralisieren.[76]

Mit Gerstengrassaft kann man sogar Schwermetalle ausleiten!

Gerstengras hilft mit seiner Fülle von Enzymen, darunter auch dem Super-Radikalen-Fänger SOD, auch, vor den zellzerstörenden Auswirkungen von UV-Licht zu schützen und schon bestehende Zellschäden zu heilen. Damit beugen wir der Entstehung des Schwarzen Melanoms, einer besonders heimtückischen Hautkrebsart, vor. Neben Gersten- und Weizengras schützt nach Dr. Taussig auch Bromelain in Dosierungen ab 500 mg vor UV-Strahlen und der Entstehung von Hautkrebs. Dieses Problem scheint immer brisanter zu werden.

Außer dem täglichen Verzehr von Gerstengrassaft mit seinen Zellschutz-Vitaminen und wertvollen Enzymkomplexen sollte angesichts der zunehmenden Strahlenbelastung vor allem in den Großstädten das Immunsystem zusätzlich gestärkt werden. Der Konsum von denaturierter, erhitzter

Nahrung und Genußgiften wie Alkohol und Nikotin sollte eingeschränkt und der Anteil von lebendiger, unerhitzter Nahrung, die reich an Enzymen, Vitaminen und Mineralstoffen ist, mit der Zeit auf etwa 80 % erhöht werden. Die im Gerstengras enthaltene Glutaminsäure reduziert das Verlangen nach schädlichen Stoffen wie Alkohol, Koffein, Nikotin, Süßigkeiten und Drogen und hat sich in den USA als Mittel der Suchtbekämpfung einen Namen gemacht.

Gerstengras ist auch eine große Hilfe zur Ausleitung von belastenden Schwermetallen wie Blei, die zu Lern- und Verhaltensstörungen besonders bei Kindern führen können. Der Anteil an den Spurenelementen Zink, Kupfer und Selen fördert die Entgiftung. Durch den hohen Gehalt an Beta-Karotin und Chlorophyll werden die Stoffwechselprozesse in der Leber unterstützt und die Leber entlastet, gestärkt und entgiftet. Eine ähnliche Wirkung hat auch die Afa-Alge. Halima Neumann: „Alle Grassäfte erhöhen die Widerstandskraft gegen radioaktive Strahlung, auch gegen Röntgenstrahlung und können Schwermetallbelastungen im Körper reduzieren."

Verhütet und heilt Gerstengras Krebs?

WHO prophezeit Verdoppelung der meisten Krebsarten innerhalb von 20 Jahren!

Die Weltgesundheitsorganisation WHO prophezeit bei den meisten Krebsarten eine Verdoppelung der Erkrankungen innerhalb der nächsten zwanzig Jahre. Die Entwicklungsländer kopieren die ungesunde Lebensweise, die in den

Industrieländern vorherrscht: viel Denaturiertes, viel Fleisch und Milchprodukte, viel Fast Food, viel Zucker und zuviel Fett, dabei zu wenig Obst und Gemüse, und dadurch ist die Krebsrate in diesen armen Ländern ebenfalls im Steigen begriffen. Ich mache Entwicklungsarbeit in Haiti, dem ärmsten Land der westlichen Hemisphäre, und habe während meiner Aufenthalte dort erfahren, daß gesunde Lebensmittel wie Vollkorn-Maniokbrot von Brot aus importiertem Weißmehl verdrängt wird, und besonders junge Haitianer ganz „wild" auf Coca-Cola, gezuckerte Dosenmilch, Würstchen, Schokolade, Zigaretten und Junk Food sind.

Nicht nur die Vermeidung von Krebsfällen, sondern auch die Therapie scheint bei uns große Probleme aufzuwerfen. Die Ärztin Dr. Swope kritisiert, daß Chemotherapie nicht so effektiv ist, wie sie oft dargestellt wird. Studien zeigen klar auf, daß diese Therapie nur einen begrenzten Erfolg hat, was die Verlängerung des Lebens der Betroffenen angeht. Während tatsächlich Krebszellen im Blut zerstört werden, werden durch Chemotherapie auch gesunde Zellen angegriffen und das Immunsystem geschwächt. Zusätzlich bewirkt Chemotherapie, daß Krebszellen stärker wachsen, um dem Medikamenten-„Angreifer" erfolgreich zu begegnen. Mary Ruth schreibt: „Wenn Amerikaner von Krebs, Herzkrankheiten, Arthritis, Diabetes, Übergewicht und einer Unmenge Faktoren, die hinfällig machen, geheilt werden wollen, müssen sie unorthodoxe Behandlungsmethoden finden, die die Ernäh-

„Der wahre 'Doktor Nahrung' ist Mutter Natur. Der Körper selbst
ist selbst-verjüngend, selbst-heilend, selbst-energetisierend und
selbst-erneuernd. 'Doktor Nahrung' wird immer den 'Doktor
Medikament' in den Schatten stellen."
(Dr. Swope in „Green Leaves of Barley")

rung und andere Heilmittel, die die Natur bereitstellt, als Hauptkomponenten enthalten."

Auch bei uns haben Ärzte wie Dr. Hans Nieper erkannt, daß der Sieg über das Krebsgeschehen nur *mit* dem Körper und einem gestärkten Immunsystem, aber nicht durch immununterdrückende, (immunsuppressive) Methoden funktionieren kann.[77] Und Professor Wagner vom Institut für Pharmazeutische Biologie an der Universität München untersucht das Phänomen „Spontanheilung", also welche Bedingungen dazu führen, daß ein Mensch „über Nacht" selbst von so schweren Krankheiten wie Krebs geheilt wird

Gerstengras befähigt unser Immunsystem, Krebszellen erfolgreich zu bekämpfen

Die regelmäßige Einnahme von Gerstengras stärkt unser Immunsystem und befähigt es, Krebszellen erfolgreich zu bekämpfen. Vielleicht ist Ihnen bekannt, daß der Körper jeden Tag etwa 5000 bis 10000 Krebszellen produziert. Ein gesunder Körper mit einem starken, effektiven Immunsystem ist in der Lage, diese Krebszellen erfolgreich zu bekämpfen und „aus dem Verkehr zu ziehen". Gerstengras stellt alle Nährstoffe, die für die Herstellung von Immunzellen nötig sind, reichlich und in ausgewogener Form zur Verfügung. Wir sollten unser Immunsystem natürlich nicht nur durch Gerstengrassaft, sondern auch durch eine gesunde Ernährung mit viel pflanzlicher Frischkost stärken. Außerdem sorgt Bewegung in frischer Luft und eine regelmäßig ausgeübten Entspannungstechnik wie das authentische Reiki für Tiefenentspannung und Streßabbau.

Gekochte Nahrung fördert das Wachstum von Krebszellen, wogegen rohe Nahrung Krebszellen schrumpfen läßt.[78] In meinem Gesundheits-Ratgeber „Papaya – heilen mit der

Wunderfrucht" habe ich aus der umfangreichen Literatur Heilungserfolge mit Rohkost dokumentiert. Bekannt wurde auch Dr. Max Gerson, ein Freund des berühmten Arztes Albert Schweitzer, mit seinen Erfolgen bei der Heilung austherapierter Krebspatienten durch eine Ernährung aus hauptsächlich frischgepreßten Grün- und Fruchtsäften aus biologisch angebautem Obst und Gemüse, ausführlich dokumentiert in seinem Buch „50 geheilte Krebsfälle."

Gerstengras reinigt das Verdauungssystem und bewirkt eine gesunde Blutbildung, so daß die Zellen erst entgiftet und dann reichlich mit dringend benötigten Nährstoffen versorgt werden. Im Darm ist ein wesentlicher Teil unseres Immunsystems angesiedelt. Besonders zur Vorbeugung von Darmkrebs, der in den USA und auch bei uns an zweiter Stelle der Krebshäufigkeit steht, ist der ballaststoffreiche Gerstengras-Extrakt hilfreich. Die Faserstoffe grüner Pflanzen lassen den Nahrungsbrei schneller durch den Darm passieren.

Durch seinen stark basischen Effekt verändert Gerstengrassaft das Körpermilieu. Nur in einem übersäuerten Milieu, auf „saurem Boden", können viele Krankheiten wie Rheuma und Krebs „gedeihen". Bei Krebspatienten findet man immer eine Azidose, eine Übersäuerung der Körpersäfte, und besonders stark um die Krebszelle herum mit einem extrem sauren pH-Wert von 5,5 bis 6. Gerstengras stellt eines der potentesten, wenn nicht gar *das* potenteste Lebensmittel dar, um ohne jede Nebenwirkungen wie bei Basenpräparaten ein Säure-Basen-Gleichgewicht wiederherzustellen.

WHO prophezeit Verdoppelung der meisten Krebsarten innerhalb von 20 Jahren!

Die Antioxidantien im Gerstengras schützen vor Zellschäden

Im Gerstengras sind viele Antioxidantien wie Vitamin C, E, Provitamin A und Selen enthalten, die nachweislich freie Radikale (aggressive Sauerstoffverbindungen die zur Krebsentstehung beitragen) bekämpfen können. Diese Radikalenfänger und „Anti-Krebs-Vitamine" werden auch in der unterstützenden Krebstherapie eingesetzt. Gerstengraspulver enthält etwa doppelt so viel Beta-Karotin wie Karotten, und das Karotin in dunkelgrünen Gemüsen wird vom Körper doppelt so effektiv in Vitamin A umgewandelt wie das in Karotten.

Dunkelgrüne Gemüse mit einem hohen Gehalt an Beta-Karotin können bei Rauchern einen gewissen Schutz vor Lungenkrebs geben. Der Verzehr von grünem Gemüse wie Gerstengras oder Brokkoli reduziert das Risiko, an bestimmten Krebsarten wie Eierstockkrebs, Halskrebs, Hautkrebs, Lungenkrebs oder Magenkrebs zu erkranken. Ältere Menschen, die viel grünes und gelbes Gemüse essen, sterben generell seltener an Krebs.[79]

Viele Mediziner machen den weitverbreiteten Selenmangel unserer Böden und unseres Blutserums für die Zunahme von Krebserkrankungen mitverantwortlich. Selen schützt gegen schädliche freie Radikale und Umweltgifte wie Cadmium, Blei und Nitrit und findet sich reichlich in Gerstengrassaft.

Bestimmte Enzyme im Gerstengras wie Peroxidase, Katalase und Superoxid Dismutase (SOD) sind in der Lage, zum Beispiel durch radioaktive Strahlung geschädigte DNS im Zellkern zu reparieren und regenerieren, und zwar auch in den Fortpflanzungsorganen. Ein wasserlösliches Protein, das im SOD-Enzymkomplex enthalten ist, kann offenbar die Bildung von Krebszellen verhindern. Gerstengrassaft besitzt nach den Untersuchungen von Professor T. Horio,

Japan, die Fähigkeit, die mutationsfördernde Wirkung von krebserregenden Substanzen in gegrilltem Fleisch und Fisch wesentlich abzuschwächen.

Chlorophyll, in Gerstengras reichlich vorhanden, unterbindet nach Untersuchungen an der Universität „Texas System Cancercenter" in Houston, Texas, den Stoffwechsel von Krebserregern. Dies fand Dr. Chui Nan Lai heraus. Chlorophyll reduziert die Fähigkeit von Karzinogenen, Gen-Mutationen zu verursachen. Es wurde in vielen wissenschaftlichen Untersuchungen bestätigt. Chlorophyllreiche Pflanzenextrakte neutralisieren zum Beispiel die krebsfördernden Wirkungen von Kohlenstaub, Tabakrauch, gegrilltem Fleisch und Rotwein. Seibold: „In dieser Kapazität ist Chlorophyllin (eine Wasserlösung eines Chlorophyll-Derivats, d. A) effektiver gegen Mutationen, die durch die genannten Mixturen ausgelöst werden, als Vitamin A, Vitamin C oder Vitamin E."

Durch Faser- oder Ballaststoffe, in den meisten Gerstengraspulvern reichlich vorhanden, wird die Darmpassage beschleunigt. Krebsauslösende Stoffe haben so keine so lange Einwirkungszeit auf die empfindliche Darmschleimhaut. Dadurch wird besonders der Entwicklung von Dickdarmkrebs, Hämorrhoiden und Reizdarm vorgebeugt. Die „American Cancer Society", das „National Cancer Institute" und auch Krebsgesellschaften hierzulande empfehlen daher zur Krebsprophylaxe die großzügige Zufuhr von Ballaststoffen.

Gerstengras unterdrückt die Entwicklung von Krebszellen und regeneriert zerstörte DNS-Gene

Gerstengras hat eine vorbeugende, aber auch eine heilende Wirkung beim Krebsgeschehen. Dr. Hagiwara stellte fest, daß Mäuse mit Krebs, die mit Gerstengrasextrakt gefüttert wurden, im Gegensatz zur Vergleichsgruppe zu einem hohen

Prozentsatz geheilt wurden. Er fand heraus, daß ein wasserlöslisches Protein, das im SOD-Enzymkomplex enthalten ist, diese Anti-Krebs-Wirkung entfaltet und in der Lage ist, die Entwicklung von Krebszellen zu unterdrücken. Ein anderes Protein, Peridoxase, kann offenbar die krebsauslösenden Substanzen Try-P1 und Try-P2 unschädlich machen.[80] Ein weiteres seltenes Enzym, das für die Krebstherapie von Bedeutung ist und das reichlich im Gerstengras zu finden ist, ist das Enzym Katalase. Katalase ist in der Lage, Wasserstoffperoxid (H_2O_2) in Wasser und Sauerstoff zu zerlegen und damit unschädlich zu machen. Wasserstoffperoxid entsteht bei der Atmung und wirkt im Körper toxisch und zellzerstörend.

Milch und Milchprodukte setzen die Aktivität von Katalase herab, offenbar, weil ihnen die dazu benötigten Mineralien Kupfer und Eisen fehlen, die im Gerstengras reichlich vorhanden sind. Andere Nahrungsmittel wie Brot aus Weißmehl, polierter Reis und Butter, die ebenfalls kaum Kupfer und Eisen enthalten, können offenbar die Aktivität bestimmter wichtiger Enzyme im Körper behindern und damit zur Krebsentwicklung beitragen. Dr. Hagiwara: „Ich nehme an, daß hier ein Schlüssel zur Verhinderung von Krebs zu finden ist."

Offenbar ist für die krebsverhütende Wirkung von Gerstengras auch sein hoher Anteil von Mucopolysacchariden verantwortlich. Mucopolysacchariden im Shitake-Pilz (Fomes Glaucotos) und in Bambus-Gras wurden anti-karzinogene Eigenschaften nachgewiesen. In noch größerer Konzentration als in diesen Lebensmitteln findet man diese Stoffe in Gerstengras.

Gerstengras kann zerstörte Gene heilen

Hagiwara berichtet von wissenschaftlichen Studien in den USA, wonach DNS-Gene, die durch Krebs zerstört waren, sich wieder zu gesunden Genen regenerierten, wenn grüner Gerstengrassaft verwendet wurde. Etliche Erfahrungsberichte von Menschen mit Krebs, die durch die Einnahme von Gerstengrassaft eine Verbesserung oder Heilung ihrer Krankheit erfuhren, finden sich in den Büchern von Dr. Swope und Dr. Hagiwara. Gerstengras-Extrakt enthält eine Fülle von Enzymen und lezithin-ähnlichen Substanzen, und diese üben komplexe Aktivitäten aus, reparieren die DNS und stellen diejenigen, die durch Röntgenstrahlen oder Umweltgifte mutiert waren, vollständig und intakt wieder her.

Eine besondere Bedeutung zur Krebsprophylaxe und -therapie hat ein bestimmtes Vitamin E, das in Gerstengras entdeckt wurde, Alpha-tocopherol Sukkinat. Dieses Vitamin schützt nachweislich vor einer Reihe von Krebsarten wie Dickdarmkrebs und Brustkrebs, und verhindert die Vermehrung von Krebszellen zehnmal so effektiv wie das krebsverhütende Antioxidans Vitamin E. Ein weiterer Bestandteil von Gerstengras mit krebsverhütender und -zerstörender Wirkung wurde von Dr. Allan Goldstein identifiziert, den er zum Zeitpunkt, als dies Buch fertiggestellt wurde, aber noch nicht benannt hatte, sondern als „mysteriöses Molekül" bezeichnete. Vielleicht werde ich in einem zweiten Band die Möglichkeit haben, Sie darüber zu informieren.

Das eigentliche Ziel der Medizin sollte es sein, die Menschen vor Krankheiten zu bewahren und für ihr körperliches und seelisches Wohlbefinden zu sorgen. Präventive Medizin wurde bisher vernachlässigt, und diese Situation hat sich angesichts massiver Sparmaßnahmen im Gesundheitsbereich noch verschlechtert. Nur fünf Prozent der Gesundheitsausgaben werden in der Bundesrepublik für Gesundheitsprophylaxe ausgegeben, obwohl jede Mark für diesen Bereich sieben Mark an Behandlungskosten sparen würde. Jeder einzelne ist daher aufgerufen, die Verantwortung für seine Gesundheit in die eigenen Hände zu nehmen und vom Konsumdenken „Ich zahle ja Krankenkassenbeiträge, das reicht" Abstand zu nehmen. Der tägliche Verzehr von grünem Gemüse oder Gerstengrassaft kann ein Schritt in die richtige Richtung sein für mehr Eigenverantwortung bei der Gesundheitsvorsorge und Krebsprophylaxe.

Gesund allein mit Gerstengrassaft?
– Eine größere Perspektive –

„Denn das Reich Gottes ist nicht Essen und Trinken, sondern Rechtschaffenheit und Frieden und Freude im heiligen Geist."
(Römer 14,17)

Wichtig für unsere Gesundheit: Berufliche und private Zufriedenheit und Erfüllung

Reicht es aus, seine Ernährung umzustellen und Gerstengras einen festen Platz auf dem Speisezettel einzuräumen? Leider nicht. Gesunde, vitalstoffreiche Ernährung ist nur ein, aber vielleicht der wichtigste Faktor, der für eine strahlenden Gesundheit nötig ist. Andere bedeutsame Punkte sind körperliche Betätigung, ausreichend Ruhe und Entspannung, viel frische Luft und das mäßige, aber möglichst tägliche Tanken von Sonnenenergie.

Eine sehr effektive Methode für Tiefenentspannung und Streßabbau ist das authentische Reiki, eine Methode zur Aktivierung universaler Energie, die ich in Seminaren bundesweit, in Österreich und auf den Kanarischen Inseln vermittle. Der Mensch lebt nicht vom Brot allein, von dem also, was auf seinen Teller oder in sein Glas kommt, sondern er „ernährt" sich von viel, viel mehr!

Wichtig für unsere Gesundheit sind befriedigende persönliche und soziale Beziehungen und eine Arbeit, die einen erfüllt und uns Befriedigung verschafft. Angesichts der vielen Arbeitslosen bei uns hat diese Forderung eine ganz besondere Brisanz. Ich empfehle Arbeitslosen, ihr Hobby zum Beruf und sich damit selbständig zu machen. Viele Anregungen zur Entwicklung des dafür nötigen Selbstbewußtseins finden Sie in dem Buch von Deepak Chopra, „Die sieben geistigen Gesetze des Erfolges".[81]

Regelmäßige Bewegung möglichst in frischer Luft ist wichtig zur Ankurbelung aller Stoffwechselprozesse, für die optimale Sauerstoffversorgung unserer Zellen, für ein starkes, belastbares Herz, für Streßabbau – auch prophylaktisch – und zur Eliminierung von Schlacken. Wußten Sie, daß die Lymphflüssigkeit, die Schlacken vom Zellstoffwechsel sowie schädliche Viren und Bakterien zu den Ausscheidungsorganen transportiert, für ihre Aufgabe von Muskelkontraktionen, sprich Bewegung, abhängig ist? Zellgesundheit durch Bewegung! Eine halbe Stunde schnelles Gehen, Joggen oder Trampolinspringen, möglichst an frischer Luft, sind ausreichend, um unsere Lymphknoten zu stimulieren und die Lymphflüssigkeit in Gang zu halten. Ich jogge jeden Tag, bei Wind und Wetter, für mindestens eine halbe Stunde, und außerdem habe ich ein Zimmertrampolin, auf dem ich und meine Kinder regelmäßig trainieren und so unsere Lymphe

„Deine Herrschaft entsteht plötzlich, wenn unsere Arme sich ausbreiten, um die ganze Schöpfung zu umarmen. Gesund sind diejenigen, die mit Hingabe am Geist des Lebens festhalten; was sie hält, ist das kosmische Gesetz in allem, was leuchtet und emporsteigt."
(aus „Das Vaterunser" und „Die Seligpreisungen" von Neil Douglas-Klotz in aramäischer Version)

zusätzlich auf Trab bringen. Beginnen Sie regelmäßig mit einem Ausdauertraining für mindestens dreimal die Woche für eine halbe Stunde, und fühlen Sie den Unterschied an Lebensfreude und Energie!

Nur in einem gesunden Körper wohnt ein gesunder Geist

Mentale und gefühlsmäßige Probleme wie Süchte können aber auch eine Ursache in einem schlechten körperlichen Gesundheitszustand haben. Ist Energiemangel oder Antriebsschwäche vielleicht weniger ein Symptom als vielmehr die Ursache für Probleme wie Drogenmißbrauch, Übergewicht oder Depressionen? Als einer der ersten fand Ann Wigmore heraus, daß man Jugendliche durch eine vitalstoffreiche Ernährung mit einem hohen Anteil an Getreidegrassäften von Drogensucht befreien kann. Jedenfalls ist Gerstengrassaft mit all seinen Nährstoffen eine gute Möglichkeit, sein Energieniveau zu heben und eine positivere, optimistischere Einstellung zu gewinnen und den Teufelskreis zum Beispiel von Depressionen und schlechtem Gesundheitszustand zu durchbrechen. Wir können uns mit Hilfe von Gerstengras in einer Spirale von immer größerem Wohlbefinden von Körper und Geist bewegen, die sich selbst verstärkt, indem eine positivere mentale Einstellung uns immer mehr dahin führt, was wirklich gut für uns ist.

„Keine Ernährungsweise wird spirituelle Früchte tragen, wenn wir sie nicht in den Zusammenhang von rechtem Leben, Liebe, rechter Gesellschaft und Meditation einbetten."
(Gabriel Cousens in „Ganzheitliche Ernährung und ihre spirituelle Dimension")

Es ist also wichtig, seine wirklichen Bedürfnisse (auch durch dieses Buch) kennenzulernen und sich immer mehr mit dem Besten, Lebensförderndsten zu „nähren": „Liebe deinen Nächsten *wie dich selbst.*" Wir ernähren uns nicht nur von Nahrungsmitteln, Wasser und Sauerstoff, sondern auch, indem wir Liebe geben und bekommen und unser persönliches Wachstum vorantreiben. Mutter Meera antwortet auf die Frage, „Was ist Sünde?" „Es gibt nur eine Sünde, und die besteht darin, nicht genug zu lieben."[82]

Unsere eigene Gesundheit und unser erfülltes, glückliches Leben ist nicht nur etwas, das uns allein angeht, sondern es ist auch wichtig für alle anderen. Stellen Sie sich eine Welt vor, in der jeder strahlend gesund, erfüllt und glücklich ist! Vielleicht möchten Sie ein Beispiel für Ihre Mitmenschen werden, die oft unwissend und daher orientierungslos sind.

Grün ist die Farbe des Lebens, der Hoffnung, der Erneuerung und des Wachstums. Um uns mit diesen Energien zu verbinden und zu nähren, ist ein angemessener Anteil von grünen Nahrungsmitteln in unserer Ernährung wichtig. Aber auch unsere Umgebung ist voll von grüner Kraft, der wir uns einfach mehr bewußt werden können: Pflanzen schenken uns den lebensspendenden Sauerstoff, und jeder Frühling erinnert uns an die Kraft des Lebens, wie lange und hart auch der vorangehende Winter sein mochte. Mit der Aufnahme der Farbe Grün verbinden wir uns mit der Natur in uns und um uns herum.

Das Anrühren von Grünsäften ist so einfach, daß niemand sagen kann, für die paar Minuten jeden Tag habe er keine Zeit. Nähren Sie sich mit der bestmöglichen Nahrung auf allen Ebenen. Machen Sie die nötigen Schritte in Ihrem Leben zu mehr Gesundheit für Körper, Geist und Seele. Wenn Sie dies tun, danke ich Ihnen für die Inspiration, die Sie für uns alle sind. Falls Ihr Potential an Gesundheit und Lebensfreude noch nicht ausgeschöpft ist, essen Sie einfach mehr Grünes! Wenn dieses Buch Sie dazu inspiriert, hat es sein Ziel erfüllt. Möge dieses Buch darüberhinaus einen kleinen Teil der aufsteigenden Spirale planetarischen Bewußtseins zum Ausdruck bringen, das auf einen Quantensprung zur Erkenntnis der Einheit aller Menschen dieser Erde und ihrer Einheit mit dem Göttlichen vorbereitet.

Viele Inspirationen über die Wichtigkeit, sich geliebt zu fühlen und zu lieben, habe ich auch in dem Büchlein von Neil Douglas-Klotz „Das Vaterunser" in der aramäischen Urform gefunden (Neil Douglas-Klotz,„Das Vaterunser. Meditationen und Körperübungen zum kosmischen Jesusgebet", Droemersche Verlagsanstalt Th. Knaur Nachf., München 1992), und in den Büchern von Neale Donald Walsch, „Gespräche mit Gott" I, II und III (Goldmann Verlag 1997, 1998, 1999)

Rezepte mit Gerstengras

Verzehrsempfehlung von Gerstengrassaft und Gerstengraspulver

Alle Arten von Gemüsen und Keimlingen können mit Gerstengrassaft oder Weizengrassaft und mit Quellwasser (revitalisiert oder mit mineralienarmen Wassern wie Plose oder Spa) verdünnt werden. Gut dazu passen auch weißer Traubensaft, Birnensaft, Aprikosensaft, Saft aus Heidelbeeren, Papaya oder mit Wasser verdünntes Apfelmus, möglichst aus Bio-Anbau und natürlich ohne Zuckerzusatz (Reformhaus oder Naturkostladen). Trauben stärken die Galle- und Leberfunktionen. Saure Säfte wie Pampelmusensaft oder Zitronensaft sind nicht geeignet, da die Säure bewirkt, daß die lebenden Enzyme im Gerstengrassaft schnell ihre Aktivität einstellen. In die genannten Säfte kann auch Gerstengraspulver eingerührt werden.

Sehr lecker schmeckt Gerstengras auch in Soja- oder Reismilch verrührt oder mit Süßmolkepulver, Geschmacksrichtung Vanille.

Es wird empfohlen, dreimal täglich etwa eine halbe Stunde vor den Mahlzeiten zwei Teelöffel bis ein Eßlöffel Gerstengraspulver, das entspricht 5 bis 10 g, mit 200 ml nicht säuernden Flüssigkeiten einzunehmen. Für mindestens zwanzig Minuten danach sollte man keine feste Nahrung essen. Am Morgen mobilisiert ein Gerstengras-Trunk die Körperentsäuerung und -entschlakkung und macht frisch und gutgelaunt. Am Abend verhilft eine Gerstensaftmahlzeit, flüssig oder fest, zu erholsamem Schlaf, weil der Säuregehalt des Blutes herabgesetzt wird und der Gehalt an Tryptophan von 11 bis 15 mg pro 10 g Gerstengraspulver (ein

Neurotransmitter, der vom Körper in Serotonin umgewandelt wird) für leichten und erholsamen Schlaf sorgt. Tryptophan ist außer in Gerstengras auch in Avocado, Ananas, Bananen, Mandeln, Sesam und Spinat vorhanden, wird aber durch Hitze über 50 Grad zerstört.

Wenn man zwei bis drei Eßlöffel Graspulver mit klarer Gemüsesuppe, Gemüsesäften, Reis- oder Mandelmilch, Soja- oder verdünnter Kokosmilch zu sich nimmt, ersetzt dies eine vollständige Mahlzeit. Man fühlt sich für Stunden gesättigt, und ist geistig hellwach und munter. Für unterwegs habe ich immer ein Glas mit schonend gepreßten Gerstengrastabletten dabei, die mir helfen, munter zu bleiben. Wenn ich im Stau stecke, helfen mir die Gerstentabs, Abgasgifte zu neutralisieren. Alle Grassäfte erhöhen die Widerstandskraft auch gegen radioaktive Strahlung und Röntgenstrahlung und leiten Schwermetalle im Körper aus. Möglichst mit Flüssigkeit zusammen verzehren!

Mit Gerstengras wird Heilfasten zur Freude

Gerstengras enthält kein Fett, jedoch viele Faserstoffe und nur 29 Kalorien pro 100 g. Damit stellt es den idealen natürlichen Nahrungsersatz für Menschen mit Übergewicht dar, die überschüssiges Eiweiß und Fett abbauen wollen. Gerstengraspulver ist in warmer Flüssigkeit sehr sättigend und quillt stark. Daher eignet es sich ideal zum Heilfasten. Alternativ kann man natürlich auch frisch gepreßten Gerstengrassaft verwenden oder beides mischen! Eine 30g-Portion Gerstengraspulver, das entspricht drei Eßlöffeln, sollte mit 500 ml Flüssigkeit angerührt werden und ersetzt eine Vollwert-Mahlzeit. Gerstengraspulver kann auch gut mit dem Pulver der Afa-Alge gemischt werden.

Beim Fasten mit Gerstengras werden Heilungskrisen gemildert und gelöste Schlacken und Säuren schneller ausgeschieden. Frische Grünsäfte aus Kulturgräsern oder alternativ Gras in Pulverform stellen außerdem eines der besten Lymphreinigungsmittel dar. Damit bleibt man energiegeladen und gut gelaunt. Morgens sollte der Fastende regelmäßig für eine Darmreinigung sorgen, entweder mit Magnesiumsulfat (Bittersalz aus der Apotheke, einen Teelöffel auf einen viertel Liter lauwarmes Wasser) oder mit einem Eßlöffel Flohsamenschalen auf einen viertel Liter Wasser, damit es nicht zu einer Rückvergiftung über die Darmwand kommt und verkrustete Schlacken aus den Darmzotten gelöst werden.

Der Gehalt von mehr als 20 % leicht verdaulichem Eiweiß sorgt für ein sicheres Heil- oder Teilfasten mit Gerstengras, wobei Nerven und Gehirn optimal versorgt bleiben. Die in diesem Grassaft vorhandene komplette Vitamin-B-„Familie" garantiert mit ihren Cholinen für einen stabilen Acetylcholin-Spiegel und verhindert daher Nervosität, Ruhelosigkeit und Schlafstörungen.

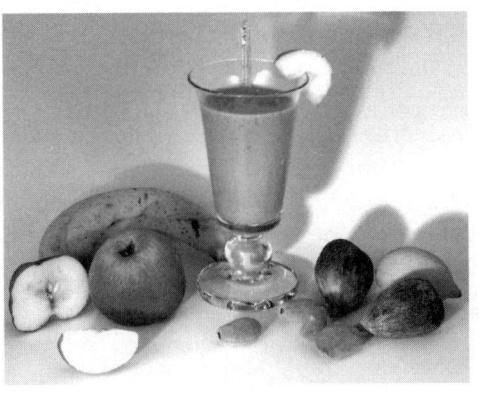

Gerstengras-Drinks

Green Power

Man rührt je 1 gehäuften Teelöffel Gerstengraspulver, Afa-Algen-Pulver und Kamutpulver in ein Glas gereinigtes und revitalisiertes Wasser oder stilles Mineralwasser. Diesen „Power-Drink" trinkt man dreimal täglich und nach Bedarf, zum Beispiel bei Müdigkeit oder Konzentrationsproblemen. Morgens rühre ich noch 2 Teelöffel Flohsamenschalen dazu, um die Darmreinigung zu fördern. Lecker nußartig schmeckt auch das Gerstengraspulver „Green Magma" zusammen mit Afa-Algen in Wasser eingerührt.

Green Smoothie

Man gibt 1 Apfel oder 1 Papaya, 2 Eßlöffel Gerstengraspulver oder frischen Gerstengrassaft und 1 Glas stilles Wasser in den Mixer. Bei mittlerer Stufe etwa 30 Sekunden mixen. Dieser Saft enthält viel Kalzium, Eisen, Magnesium und hochwertiges Eiweiß.

Frühstücks-Smoothie

Für dieses hochwertige Frühstück braucht man 2 Bananen, 1 kleineren Apfel, 1 Eßlöffel Gerstengraspulver oder frischge-preßten Gerstengrassaft, und 1 Glas möglichst gereinigtes und energetisiertes Wasser. Alles auf Stufe zwei etwa eine halbe Minute im Mixer pürieren und mischen. Mit diesem Frühstück fühlt man sich gleich fit und munter. Es ist die ideale Gehirn- und Nervennahrung und macht für einige Stunden satt! Farbe und Geschmack sind wie leicht gesüßter Rahmspinat.

Tropischer Energie-Shake

Man braucht 2 Tassen Ananas in Stücken, 2 Tassen trüben Apfelsaft, 1 kleine reife Banane und 2 Teelöffel Gerstengraspulver. Alle Zutaten in einem Mixer verquirlen. Dieser Shake enthält viele Enzyme, Mineralien und Vitamine und schmeckt köstlich.

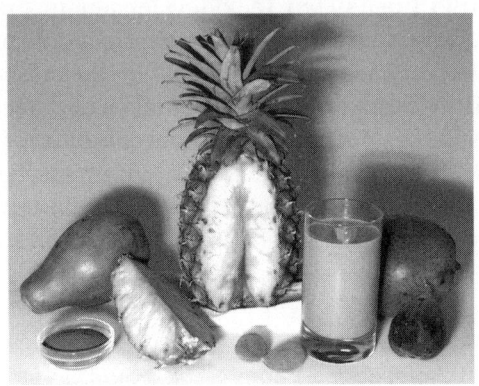

Anti-Streß- und Anti-Säure-Trank
(abgewandelt nach Halima Neumann)
Man braucht 100 ml magnesiumreiche dunkelrote Beerensäfte von reifen Brombeeren, Heidelbeeren oder schwarzen Johannisbeeren, die man im Mixer verflüssigt (Alternative: Muttersäfte aus dem Reformhaus). Man rührt 1 Eßlöffel Afa-Algen-Pulver und 2 Eßlöffel Gerstengraspulver ein. Wer Fett abbauen möchte und nicht gegen Soja allergisch ist, kann 1 Eßlöffel Soja-Lecithingranulat einrühren. Für Nerven- und Knochenaufbau kann man 1 bis 2 Eßlöffel Mandelmilchpulver zugeben.

Drink zur Nierenreinigung und -stärkung
(nach Halima Neumann)
Wir brauchen 1 Eßlöffel Afa-Algen, 2 Eßlöffel Gerstengraspulver, 300 ml Fruchtwasser von grünen Kokosnüssen oder 500 ml Wassermelonensaft oder 500 g Melonen-Frucht-

fleisch. Alles im Mixer verflüssigen, Kerne aussieben. Zur Nierenstärkung kann abends auch eine warme Kürbis-Zwiebelsuppe oder Grüne Bohnen-Zwiebelsuppe gegessen werden: Mundwarm abkühlen lassen und Afa-Algen und Gerstengras einrühren.

Mit Ingwer, Kurkuma oder pikanter Umbiboschi-Paste (Naturkostladen) würzen.

Tomatentrunk

Man braucht 1 kleine Stange Bleichsellerie, 2 mittelgroße Tomaten, 1 Teelöffel Gerstengraspulver und 1 Prise Pfeffer. Erst preßt man den Sellerie im Entsafter aus, dann gibt man die Tomaten hinzu und würzt mit Gerstengraspulver, Pfeffer und eventuell 1 Spritzer Tamari (Sojasauce) oder 1/2 Teelöffel Miso-Sojapaste. Gut zum Entwässern und Entschlacken!

Fruchtdrink

Man braucht eine halbe frische Ananas oder eine Babyananas, die man schält und in Stücke schneidet, und außerdem 60 g Gerstengras (Alternative: Ein Eßlöffel Gerstengraspulver) und drei Blätter frische Minze oder Zitronenmelisse. Man preßt die Ananas im Entsafter aus und das Gerstengras in der Beeren- oder Weizengraspresse. Mit wenig Wasser aufmischen und mit Minze oder Melisse garnieren. Dieser Saft stärkt nicht nur die Lebensgeister, sondern auch die Libido.

Apfeltraum

Man braucht 2 mittelgroße Äpfel und 60 g Gerstengrassaft. Man schneidet die Äpfel klein, gibt die Apfelschnitze in die Beerenpresse und den Gerstengrassaft hinzu. Wer es lieblicher haben möchte, gibt als Abschluß eine Handvoll kernloser Weintrauben hinzu. Dieser Saft enthält viel Kalium, Pektin und Traubenzucker, außerdem entwässert und entgiftet er. Wer kein Gerstengras vorrätig hat, kann statt dessen einen Eßlöffel Gerstengraspulver unterrühren.

Powerdrink

Für diesen Fitmacher braucht man 3 mittelgroße Karotten aus Bioanbau, 100 g gemischte Sprossen oder Wildkräuter und 50 g Gerstengras (alternativ: 1 Eßlöffel Gerstengraspulver). Man entsaftet die Karotten im Entsafter. Danach füllt man die Sprossen oder Wildkräuter und dann das Gerstengraspulver in eine Beerenpresse und preßt aus, mischt alles und serviert. Wer hat, garniert mit Kapuzinerblüten, die man mitessen kann. Dieser Powerdrink enthält viele Enzyme und reichlich Provitamin A.

Rote-Bete-Fitneß-Drink

Wir brauchen eine kleine Knolle Rote Bete, eine halbe geschälte grüne Gurke in Stücken und 60 g Gerstengras (alternativ 1 Eßlöffel Gerstengraspulver). Wenn die Gurke aus Bioanbau ist, kann man die Schale mit verwenden. Man schneidet die Rote Bete in kleine Stücke und entsaftet die Zutaten nacheinander in der Beerenpresse, das Gerstengras kommt zuletzt, weil es schnell oxidiert. Alles umrühren. Dieser Saft enthält viel Eisen (gut für Frauen während Schwangerschaft und Menstruation!) und Kalium. Roter Bete werden krebsvorbeugende und -heilende Wirkungen nachgesagt.

Grüner Traum

Man braucht für diesen Saft 3 Eßlöffel frisch gepreßten Gerstengrassaft (alternativ: 1 Eßlöffel Gerstengraspulver), 1/8 Liter frisch gepreßten Traubensaft aus hellen Trauben, 1 Eßlöffel Kräutertee (zum Beispiel aus Oregano oder Brennnesseln), Pfeffer oder Papayapfeffer (aus getrockneten Papayasamen) und etwas Kräutersalz. Alle Zutaten gut vermischen. Der Saft schmeckt auch ohne Salz und Pfeffer!

Tropen-Drink Hawaii

Für diesen köstlichen Saft brauchen wir 1/8 Liter frischgepreßten Gerstengrassaft oder Saft aus Gerstengraspulver, reinen Mangosaft, 1 Eßlöffel Honigmelonensaft, Mineralwasser.

Alle Säfte gut vermischen und mit Mineralwasser auffüllen. Auf Wunsch Eiswürfel dazureichen und mit Ananasscheiben garnieren.

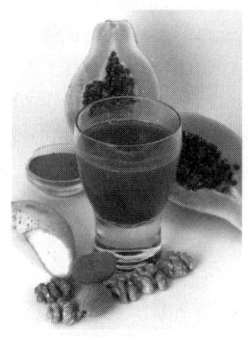

Soßen für Salate und als Dips

Soßen-Grundrezept

Man braucht für dieses Rezept 1 gehäuften Teelöffel Gerstengraspulver, 200 g Gemüse, zum Beispiel Tomaten, Gurken, Kohlrabi oder Zucchini, eine Handvoll Nori-Algen, 1 Avocado und 200 ml Kombucha-Getränk. Zuerst püriert man die harten Gemüse mit Algen und Kombucha-Getränk im Mixer, gibt die weichen Gemüse dazu, mixt weiter und rührt das Gerstengraspulver ein. Diese Soße reicht für vier bis

171

sechs Personen und bleibt, luftdicht im Glas verschlossen, im Kühlschrank einige Tage frisch.

Gerstengrassoße

Auch diese Soße enthält nur hochwertige Fette und senkt den Cholesterinspiegel im Gegensatz zu vielen üblichen Salatsoßen. Man braucht 4 Eßlöffel kaltgepreßtes Olivenöl, 1/2 Liter Gerstengrassaft, 1 zerkleinertes Lorbeerblatt, 1 Messerspitze Kräutersalz, 1 Teelöffel Hefeflocken, 1 Prise Stevia-Pulver (auf Wunsch zum Süßen), 1 Eßlöffel Lecithin-Granulat, etwa 5 Tropfen Zitronensaft.

Alle Zutaten gut verrühren. Das Lecithin-Granulat dient als Emulgator und zur Geschmacksverfeinerung. Bei einer Allergie gegen Soja kann man statt dessen auch einen Eßlöffel Mandelpulver in Rohkostqualität nehmen. Auch als Dip zum Beispiel für Möhren- oder Selleriestifte.

Variante: Wer mag, kann diese Soße auch mit Knoblauch, geriebenem Meerrettich oder Dill verfeinern.

Top-Salatdressing

Man braucht für dieses wohlschmeckende Salatdressing 4 Eßlöffel Chufa-Nüssli-Flocken (Apotheke), 6 Eßlöffel kaltgepreßtes Olivenöl, 1 Prise Kräutersalz, 1 Messerspitze möglichst frisch gemahlenen Pfeffer oder „Papayapfeffer" aus getrockneten Papayasamen, 1 Messerspitze gemahlenen frischen Thymian, 2 kleingehackte und durch die Knoblauchpresse gequetschte Knoblauchzehen, 3 Eßlöffel Gerstengrassaft und, nach Wunsch, den Saft einer halben Zitrone.

Zuerst rührt man die Chufa-Flocken in dem Olivenöl glatt. Dann Salz, Pfeffer, Thymian und Knoblauch hinzufügen. Mit Gerstengrassaft und Zitronensaft mit einem Schneebesen gut verquirlen. Man kann die Soße zwei Tage im Kühlschrank aufbewahren.

Sauce Vinaigrette mit Gerstengrassaft

Wir brauchen 2 Eßlöffel Obstessig oder Zitronensaft, 4 Eßlöffel kaltgepreßtes Öl, frische Kräuter wie Schnittlauch, Petersilie, Dill und Kerbel, Gerstengras, 2 Eßlöffel Gerstengrassaft, 2 kleine Schalotten, etwas Salz, 1 Messerspitze Pfeffer oder „Papaya-Pfeffer", auf Wunsch 1 geriebene Knoblauchzehe.

Man hackt die Kräuter klein und vermischt sie mit den anderen Zutaten.

Schoko-Gerstengras-Krokant

(Rezept von Halima Neumann)

Man benötigt 3 Eßlöffel Gerstengraspulver, 2 Eßlöffel Mandelmilchpulver, 1 Eßlöffel Carob-Pulver (Johannisbrot, Wildwuchs) und 3 Eßlöffel hochwertiges Olivenöl oder Hanföl (Naturkostladen). Man rührt Mandelmilchpulver gut mit Carob und Öl glatt und rührt 1 Eßlöffel Lezithin-Granulat oder 1/2 Avocado zur Nervenstärkung unter. Dieser nahrhafte Dip ist die ideale Knochen- und Gehirnnahrung und kann zu nicht süßen Äpfeln, Beeren oder zu Rohkostgemüse und Salaten gereicht werden.

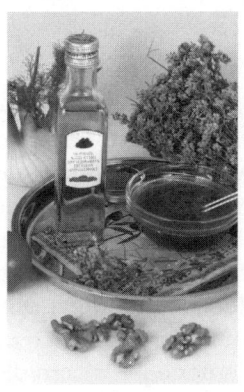

Feste Speisen

Man kann junge, noch zarte Gerstengrashalme kleinge-
schnitten wie Schnittlauch auf Vollkornbrot, möglichst
schonend getrocknet, essen. Als Unterlage hat sich statt
Butter zerdrückte Avocado bewährt. Gut einspeicheln und
kauen! Man kann auch Suppen (auf Körpertemperatur
abkühlen lassen), Soßen und Salate mit Gerstengras- oder
Weizengras-Schößlingen gesundheitlich aufwerten.

Gerstenkeim-Gerstengras-Power-Frühstück

Man braucht 1/2 gewürfelte Papaya, 1/2 kleingeschnittene
Mango, 1 Scheibe frische Ananas in Würfeln, 100 g Gersten-
keime, 1 Eßlöffel junges, kleingeschnittenes Gerstengras
oder 1 Eßlöffel Gerstengraspulver , 1Eßlöffel gekeimte
Sonnenblumenkerne, 2 Eßlöffel Sahne (Bio-Qualität) oder
Süßmandelpulver in Rohkostqualität.

Man mischt das Obst mit dem Weizengras, dem Gerstensaft, den Gerstenkeimen, den Sonnenblumenkernen. Eventuell mit Vanillepulver abschmecken. Enthält viel Vitamin
E, Vitamin C und andere Vitamine und viele Enzyme und
sättigt für Stunden.

Essener-Fladenbrot

Man braucht ca. 700 g zwei Tage alte Gersten- oder Weizensprossen, bis zu 800 g Kombucha-Getränk oder Wasser,
3 Teelöffel Nori-Algen, 1 Eßlöffel Gerstengraspulver und
nach Belieben Koriander, Knoblauch und Kräuter der Saison.

Man schrotet die Sprossen im Mixer oder einer Getrei-
demühle (aus Metall) und knetet Gerstengraspulver, Kombucha-Getränk, Algen und Gewürze mit der Hand unter. Diese Masse auf ein leicht geöltes Blech oder im Dörrex-Gerät
(Butterbrotpapier unterlegen) 1 cm dick ausstreichen. Vor

dem Trocknen in 5 cm große Quadrate schneiden und bei ca. 40 Grad 14 bis 16 Stunden trocknen. Wer das Fladenbrot im Backofen trocknet, wählt die niedrigste Temperatur und steckt für bessere Lüftung einen Holzlöffel in die Tür.

Kichererbsenbrot, Rohkostqualität

Man braucht hierfür 400 g Kichererbsensprossen, und 400 g Weizensprossen, 800 g Kombucha-Getränk oder Wasser, 1 Teelöffel Cumin (Kreuzkümmel), 1 gepreßte Knoblauchzehe und 1 Eßlöffel Gerstengraspulver. Zubereitung siehe unter „Essener-Fladenbrot".

Green-Mandel-Creme

(Rezept von Halima Neumann)
Man braucht für dieses Rezept 2 Eßlöffel Gerstengraspulver, 1 Eßlöffel Mandelmilch-Pulver, drei Eßlöffel Kürbiskern- oder mildes Olivenöl und etwa 50 g frisch gehackte Zitronenmelisse oder Minze. Alle Zutaten sämig rühren. Diese Creme ist eine hervorragende Nervennahrung und ein Relaxans, und sie schmeckt köstlich zu Fenchel- oder Sellerierohkoststückchen oder zu gegartem Gemüse.

Schoko-Kürbis-Gerstengraswürfel

(Rezept nach Halima Neumann)
Hierfür braucht man 2 Eßlöffel Gerstengraspulver, 1 Eßlöffel Mandelmilchpulver 1 Eßlöffel Carob-Pulver, 3 Eßlöffel zuckerfreies Apfelmus, 3 Eßlöffel Kürbiskernöl und 2 Becher gewürfelten Kürbis (Alternative: Kohlrabi). Alle Zutaten sämig rühren und die geschälten Kürbisstücke (ohne Schale) untermengen und mit zwei Eßlöffel Chufas-Nüssli überstreuen. Hierzu passen gut Apfelstückchen (säuerliche Sorten) oder Gemüserohkost bzw. gedünstetes Gemüse, z. B. Fenchel, frischer süßer Mais, Karotten, Rote

Bete, Topinambur (heimische Süßkartoffeln) oder Pastinaken (Petersilienwurzel). Stärkt Blase und Nieren sowie die Sehkraft.

Kräuter-Paste (Rezept von Halima Neumann)

Man braucht 3 Eßlöffel Hanföl oder 4 Eßlöffel Olivenöl, 4 Eßlöffel Rote Bete- und Selleriesaft oder Tomatensaft aus unerhitzten Tomaten, 3 bis 4 Eßlöffel Gerstengraspulver, feingehackte Zwiebeln oder geriebenen Meerrettich, evtl. Ingwer, nach Wunsch etwas Zitronensaft und 1 Prise Meersalz. Alles sämig rühren und nach Wahl noch mit feingehackter Minze, Basilikum, Korianderkraut oder Schnittlauch abschmecken. Leckerer Dip zu jedem Gemüse, zu Salaten, Sprossensalat oder auch gesunder, leckerer Brotaufstrich. Die Kräuter-Paste enthält alle Aminosäuren.

Gerstengras-Delight (Rezept von Halima Neumann)

Wir brauchen 1 reife Papaya, 1 bis 2 geriebene Äpfel oder zuckerfreies Apfelmus, etwas Ingwer (frisch oder 1/2 Teelöffel Pulver), 2 Eßlöffel Gerstengraspulver. Papayastücke mit Apfel und Ingwer vermengen und Gerstengraspulver einrühren.

Zur Lymphreinigung können 1 bis 2 Grapefruit oder nicht zu süße frische Ananas genommen werden und 20 bis 30 schwarze Papayakerne dazu gekaut werden, alternativ 1 Teelöffel Papayakernpulver.

Gerstengras-Gazpacho

(Rezept von Halima Neumann)

Hierfür braucht man 2 bis 3 geschälte Tomaten, 1 reife Avocado, 200 g geraspelte Gurke oder Zucchini und ca. 50 g kleingehackte Zwiebel und 3 bis 4 Eßlöffel Gerstengraspulver. Die Tomaten mit der Avocado zerdrücken, Gurke und Zwiebel dazugeben und mit dem Gerstengraspulver vermengen. Nach Wunsch mit einer Prise Salz oder Kresse würzen. Lecker zu allen Gemüse- und Salatsorten, zu Hülsenfrüchten, Leguminosen und Keimlingen.

Milder Gerstengrassalat

Man braucht 3 Tassen frisch geschnittenes Gerstengras, 1 feingeschnittene Brokkolirose, 2 gewürfelte Tomaten, 1 kleingeschnittene Paprikaschote, 1 geriebene Salatzwiebel, 1 Tasse ungewürzten, gedünsteten oder gekeimten Naturreis.

Wir mischen die Salatzutaten gründlich in einer Schüssel, geben das Top-Salatdressing (siehe oben) mit Gerstengrassaft hinzu und lassen alles 10 Minuten durchziehen. Dieser Salat ist sehr gut für Menschen mit zu hohem Blutdruck oder Blutdruckschwankungen. Er enthält außerdem viel Vitamin E und Provitamin E sowie eine Fülle von Mineralien und Enzymen. In den USA werden Salate wie diese schon in Kurkliniken und Sanatorien angeboten und sind auch beliebt bei Spitzensportlern.

Salatteller „Verona"

Man braucht frische Zuckermais-Körner, gehobelte Karotten, feingeschnittene Brokkoliröschen, gewürfelte rote Paprika, 1 Eßlöffel Gerstengras, 4 Eßlöffel Gersten- oder Weizenkeime und 2 Eßlöffel Küchen- oder Wildkräuter.

Mais, Brokkoli, Karotten, und Paprika mischen und mit kleingeschnittenem Gerstengras, Keimen und Kräutern bestreuen.

Gefüllte Paprikaschoten

Wir brauchen pro Person 1 große Paprikaschote, von der wir die „Hüte" abschneiden und mit den anderen Zutaten füllen.

Außer 4 Paprikaschoten brauchen wir 1 feingeschnittene Zwiebel, 200 g feingeschnittene Champignons, 200 g feingeschnittene Gurke, etwas Pfeffer, 3 Eßlöffel feingeschnittenes Gerstengras, 1 Bund feingeschnittene Kerbel, 2 Eßlöffel feingeschnittener frischer Salbei, 2 Eßlöffel Sonnenblumen- oder Kürbiskernöl, 200 g Gersten- oder Weizenkeime, ein Spritzer Tamari (Sojasauce).

Alle Zutaten in einer Schüssel gut mischen und in die Paprikaschoten füllen. Auf Wunsch bei kleiner Flamme gedünsteten Naturreis dazu reichen.

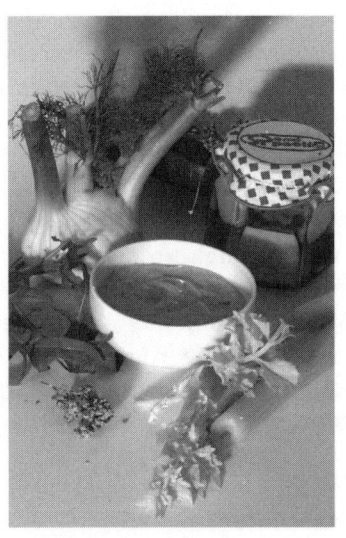

Gerstengras von A bis Z

Dieses Register erhebt keinen Anspruch auf Vollständigkeit. Dr. Hagiwara hat in jahrzehntelanger Beobachtung herausgefunden, daß Gerstengrassaft wörtlich Hunderte von verschiedenen Beschwerden und Gesundheitsproblemen verbessern oder heilen konnte, auch Krankheitsbilder, die auf eine herkömmliche Therapie nicht angesprochen hatten. Gerstengras hat eine so umfangreiche Indikationsbreite, da es die Selbstheilungskräfte und das Immunsystem des Körpers von innen heraus umfassend kräftigt und stärkt und alle körpereigenen Regulationsmechanismen aktiviert und harmonisiert. Daher ist die Einnahme von Gerstengras vor allem auch unter dem Aspekt Gesundheitsprophylaxe zu sehen. Dr. Hagiwara: „Präventive Medizin, welche die Konstitution des Körpers verbessert, ist heute wichtiger als in irgendeiner vergangenen Periode der Geschichte der Menschheit."

Um wirklich gesund zu werden und zu bleiben, sollten wir uns nicht allein auf synthetische Pharmazeutika oder isolierte Vitamintabletten mit ihren teilweise gesundheitsschädlichen Nebenwirkungen verlassen. Offenbar kann „rohes Grün" von keinem anderen Lebensmittel in seiner positiven Wirkung auf unsere Gesundheit ersetzt werden. Dabei ist es völlig nebenwirkungsfrei, wenn man von der Nebenwirkung „strahlende Gesundheit" absieht!

Statt uns auf Stoffe aus dem Chemielabor zu verlassen, sollten wir uns, zum Beispiel mit dem potenten Gerstengrassaft einen natürlichen Krankheitsschutz aufbauen. Dies gelingt uns mit einem Körper, der durch eine natürliche, vitalstoffreiche Ernährung gesunderhalten wird.

In den USA haben die Naturkostläden ganze Abteilungen, die natürlicher Ernährung unter der Führung von grünen

Nahrungsergänzungsmitteln vorbehalten sind. Als vollständige, ganzheitliche Nahrungsergänzungsmittel füllen „Super-Nahrungsergänzungsmittel" wie Gerstengras, Weizengras, Afa-Algen, Chlorella, und Kamut ernährungsphysiologische Lücken, die durch unseren hektischen Lebenswandel entstehen. Sie sind dabei, ein Teil der amerikanischen und auch internationalen Ernährung zu werden.

Alkoholismus

Alkoholismus zerstört auf die Dauer die Leber. Grassäfte sind reich an Mineralsalzen und Chlorophyll, die in der Lage sind, die Leber zu regenerieren und einen Teil des angerichteten Schadens wiedergutzumachen. Außerdem bekommen ehemals Alkoholabhängige wieder Lebensmut, und ihr Gedächtnis verbessert sich.

Anämie siehe „Blutbildung"

Athleten

In den USA gilt Gerstengras als ideales Nahrungsmittel und Medizin für Athleten. Auch Freizeitsportler können von diesen Erkenntnissen profitieren, weil bei jeder sportlichen Betätigung vermehrt freie Radikale gebildet werden, die von Antioxidantien, in Gerstengras reichlich vorhanden, in Schach gehalten werden sollten. Besonders die im Gerstengras zu findenden Enzyme SOD, Katalase und Glutathion Peroxidase verhüten, daß Zellmembrane in Muskeln zerstört und ranzig werden. Auch Entzündungen wird durch Einnahme von Gerstengras vorgebeugt und der Körper zu Höchstleistungen befähigt.[83]

Tausende von Athleten schwenken von gezuckerten, elektrolytischen Sportlergetränken auf Gerstengrassaft um. Sie bekommen damit mehr Energie, die langsam an den Körper abgegeben wird, und sind viel weniger müde und erschöpft. Viele Spitzensportler nehmen regelmäßig Gerstengras zu sich, ein Beispiel ist Erin Baker aus Boulder, Colorado, die 1994 den ersten Platz im New Zealand Ironman und Powerman in Zofingen, Schweiz, errang. Andere bekannte Athleten, die regelmäßig Gerstengrassaft trinken, sind David Hawk, Bodybuilder, Arnold Palmer, Golf-Profi und Jerry Dunn, Marathonläufer. Siehe auch Stichwort „Sport".

Azidose (Übersäuerung)

Gerstengras ist eines der basenüberschüssigsten, wenn nicht gar *das* basenüberschüssigste Lebensmittel, das es gibt. Basenreiche Grünsäfte alkalisieren den gesamten Organismus und neutralisieren Säuren. Dadurch werden wir auch psychisch ausgeglichener und reagieren nicht so leicht „sauer" (vgl. auch das Kapitel in diesem Buch „Sauer ist nicht lustig"). Übersäuerung läßt das Gewebe und die Organe „dahinwelken", und der basische Gerstengrassaft wirkt wie warmer Regen auf ein Stück ausgetrocknetes Land: Es findet eine Verjüngung, auch von Haut und Haaren, von innen heraus mit Langzeitwirkung statt.

Blutbildung

Chlorophyll, in Gerstengras reichlich vorhanden, wirkt im Körper blutbildend. Chlorophyll als isolierte Substanz und Eisenpräparate sind unwirksam, weil Kupfer, in Gerstengras reichlich vorhanden, nötig ist, um Eisen im Hämoglobin einzulagern. Bei Kupfer- oder Eisenmangel kommt es zur Blutarmut (Anämie), unter der bei uns sehr viele Frauen leiden. Kupfer aus Gerstengras und anderen dunkelgrünen Pflanzen ist auch für die Farbpigmentbildung in Haut und Haaren wichtig. Ann Wigmore, schon früh ergraut, bekam durch grüne Pflanzennahrung mit über 60 Jahren ihre ursprüngliche Haarfarbe zurück!

Darm

Gerstengrassaft ist eine Wohltat für den Darm. Er reinigt ihn mit seinem hohen Anteil an Chlorophyll von Eiweißrückständen und anderen Schlacken und sorgt dafür, daß eine gesunde Darmflora gedeihen kann. Getreidegräser wie Gerstengras werden weltweit in Laboratorien als Mittel eingesetzt, das Wachstum von Laktobazilli, den erwünschten gesunden Darmbakterien, zu fördern. Gerstengras hilft auch, eine durch Penicillin geschädigte Darmflora wieder aufzubauen und das Wachstum unphysiologischer Bakterien und Pilze im Darm einzudämmen. Durch den hohen Anteil an Ballaststoffen in den meisten Gerstengrassaft-Produkten wird die Darmpassage beschleunigt und damit Dickdarmkrebs und Verstopfung vorgebeugt (siehe auch Stichwort „Verdauung"). Gerstengraspulver ist einer der wenigen ballastreichen Nahrungsergänzungsstoffe, die neben Faserstoffen eine ausgewogene Mischung von Vitaminen, Mineralstoffen und Proteinen liefern (siehe entsprechende Kapitel in diesem Buch).

Diabetes

Gute Erfahrungen werden mit Gerstengras bei Diabetes gemacht. Regelmäßige Einnahme normalisiert den Blutzuckerspiegel. Ähnlich gute Ergebnisse lassen sich mit Afa-Algen-Pulver erzielen. Die Normalisierung des Blutzuckerspiegels wird bei beiden Nahrungsmitteln auf die schnell verfügbaren Nährstoffe aus Mucopolysacchariden zurückgeführt und besonders auch der Wirkung der Spurenelemente Mangan und Zink (wichtig für die Insulinspeicherung, Wundheilung und Stärkung des Immunsystems), sowie Chrom (wichtig für den Kohlenhydratstoffwechsel) zugeschrieben. Der Versuch, mit synthetisch hergestellten Chromverbindungen die Glukosetoleranz zu verbessern, scheiterte. Um entsprechend zu wirken, muß Chrom in Form des sogenannten Glukosetoleranzfaktors (GTF) aufgenommen werden, der in natürlicher Form reichlich in Gerstengras, Stevia und Afa-Algen enthalten ist.

Der hohe Anteil an Enzymkomplexen in Gerstengras und Afa-Algen[84] regt die Tätigkeit der Bauchspeicheldrüse an. Reife Papaya oder unreife, grüne Papaya, als Apfel-Papayakraut gerieben, wirken besonders heilsam und stärkend für die erschöpfte Bauchspeicheldrüse und stimulieren die körpereigene Enzymproduktion auf natürliche Weise. Alle chemisch verarbeiteten Nahrungsmittel, Alkohol, Salz und Medikamente sind Enzymräuber, außerdem gekochte Nahrungsmittel, da Enzyme durch Hitze zerstört werden. Enzymreiche rohe Pflanzennahrung wie Gerstengrassaft, Nußeiweiß und rohes Obst unterstützen bei Diabetes den Heilungsprozeß.

Bei Zuckerkranken wurde ein Mangel an allen B-Vitaminen, Vitamin C und Vitamin A festgestellt und außerdem ein Mangel an Selen. Alle diese Vitamine sowie Selen sind reichlich in Gerstengrassaft enthalten. Statt Margarine mit ihren schädlichen Trans-Fettsäuren sollten Diabetiker zur Avocado als Brotaufstrich greifen, die außer leicht verdaulichem Fett auch reichlich Lecithin als Nerven- und Gehirnnahrung und Vitamin E enthält, das neben Vitamin C und Selen ein besonders potenter Fänger zellzerstörender freier Radikaler darstellt. Bei fast allen Zuckerkranken wurden Halima Neumann zufolge Candida-Pilzüberwucherungen im Darm festgestellt. Diabetiker sollten daher keinen Weizengrassaft trinken.

Drogenabhängigkeit

Ann Wigmore machte mit Weizen- und Gerstengrassaft besonders gute Erfahrungen mit Drogenabhängigen, darunter vielen Jugendlichen. Der hohe Anteil an Kalzium, Magnesium, Phosphor und Kalium hilft offenbar, Drogenrückstände aus Organen, Muskel- und Bindegewebe auszuschwemmen. Der Körper kommt durch die Fülle an zugeführten Mineralstoffen in ein Säure-Basen-Gleichgewicht, und der Mensch wird dadurch auch psychisch ausgeglichener und stabiler und hat somit größere Chancen, von Drogen jeder Art loszukommen. Es gibt viele Erfahrungsberichte im Internet, wo Konsumenten von Getreidegras-Säften berichten, innerhalb kurzer Zeit zum Beispiel das Rauchen aufgegeben zu haben.[85]

Entschlackung, Entgiftung

Gerstengrassaft und andere Getreidesäfte werden von Halima Neumann als „Die Master-Reiniger" bezeichnet, weil sie „die größte blut- und körperreinigende Wirkung haben". Gerstengrassaft fördert besonders die Entgiftung der Leber, Lymphe, der Nieren und der Verdauungsorgane. Gerstengras fördert die bessere Nahrungsverdauung und -verwertung und erhöht die Geschwindigkeit, in der Abbauprodukte zur Ausscheidung gelangen.

Fasten

Mit Gerstengras kann Fasten ein Vergnügen werden. Da Gerstengrassaft eine Fülle von Mineralien, Vitaminen und Proteinen enthält, können wir den Körper weiter mit Vitalstoffen versorgen, während er sich reinigt und der Darm geschont wird. Die befürchteten Heilungskrisen wie Kopfschmerzen oder Schwindel bleiben aus oder werden wesentlich abgemildert. Nach Bedarf trinken wir drei- bis viermal am Tag Gerstengrassaft, entweder aus frischen Gerstenblättern oder aus Pulver angerührt. Wegen der fehlenden Ballaststoffe ist zum Fasten besonders gut „Green Magma" geeignet. Nähere

Informationen über Gerstengras-Fasten finden Sie im Kapitel „Gerstengras-Rezepte".

Gehirn

Chorophyllhaltige Nahrung wie Gerstengras reichert das Blut mit Sauerstoff an und stellt daher eine Voraussetzung für ein leistungsfähiges Gehirn dar. Die im Gerstengras (im Gegensatz zum Weizengras) reichlich vorhandene Glutaminsäure verbessert über den Aufbau der grauen Hirnrinde (dieser Teil des Gehirns ist für das Denken und Speichern von Informationen zuständig) das Kurz- und Langzeitgedächtnis, die Reaktionsschnelligkeit und die Lernfähigkeit bei Kindern und Erwachsenen und wird auch als Turbo-Kraftstoff fürs Gehirn erfolgreich bei Konzentrationsstörungen, Senilität, Depressionen, Erschöpfungszuständen und Impotenz eingesetzt. Gleichzeitig dämpft Glutaminsäure das Verlangen nach schädlichen Stoffen wie Alkohol, Nikotin, Süßigkeiten und Drogen.

Eine weitere im Gerstengras enthaltene Aminosäure, Phenylalanin, wird von der Orhomolekurlarmedizin als Mittel zur Gedächtnisverbesserung, zur Reduzierung von Hungergefühlen und Hilfe bei Depressionen empfohlen und eingesetzt. Diese Aminosäure sorgt für die Übermittlung von Signalen zwischen den Nervenzellen und dem Gehirn. Gerstengras liefert weitere wichtige Gehirnnahrung wie Magnesium, Kalium, Natrium, Vitamin C und Zink.

Gewichtsprobleme, Übergewicht

Durch den im Gerstengrassaft enthaltenen Enzymkomplex werden die fettspaltenden Enzyme im Körper aktiviert. Darüber hinaus trägt der Anteil von cholesterinsenkender Gamma-Linolensäure und essentieller Linolsäure zum Abbau überschüssigen Fettes bei. Der Lipidstoffwechsel wird durch

Gerstengrassaft beschleunigt, was die Gewichtskontrolle erleichtert. Die beiden Aminosäuren Glutaminsäure und Phenylalanin dämpfen Hungergefühle und werden in der orhomolekularen Medizin zur Gewichtsreduzierung eingesetzt. Chrom und Zink im Gerstengras sowie die Mineralien Magnesium und Mangan normalisieren den Blutzuckerspiegel.

Das überragend dichte Nährstoffprofil von Gerstengras sättigt für Stunden. Zur Gewichtsreduzierung ersetzen zwei Eßlöffel Gerstengraspulver eine vollwertige Mahlzeit. Man kann das Gerstengraspulver in eine Rote-Bete-Selleriesaftmischung oder mundwarme Gemüsebrühe oder Misosuppe einrühren. Wer es fruchtig mag, kann auch eine viertel Ananas mit einem sauren Apfel, zum Beispiel Boskop, kleinschneiden und im Mixer verflüssigen. Für unterwegs oder im Büro kann man Gerstengraspulver in zuckerfreies Apfelmus einrühren und für gesteigerten Fettabbau einen Eßlöffel Soja-Lecithingranulat einrühren. Statt zwei Eßlöffeln Gerstengraspulver kann man auch einen Eßlöffel Afa-Algen-Pulver und einen Eßlöffel Gerstengraspulver nehmen. Zur Ankurbelung des Stoffwechsels empfiehlt sich Ausdauertraining wie Joggen und zur Harmonisierung der Schilddrüsenfunktion das tägliche Praktizieren des authentischen Reiki.

Haut

Gerstengras verbessert durch seine Fülle an Vitaminen, Mineralstoffen, Enzymen, Proteinen und Chlorophyll sämtliche Körperfunktionen und entgiftet den Körper, was sich auch in einer schönen, glatten und gut durchbluteten Haut zeigt. Die Gerstengras-Enzyme verbessern die Hautatmung und erneuern die Haut, so daß sie jünger aussieht. Falten glätten sich. Bei Akne, Hautunreinheiten, Hautentzündungen, Ekzemen und Neurodermitis haben sich neben der Einnahme von Gerstengrassaft auch äußerlich Watte-Kompressen, getränkt mit Gerstengrassaft, bewährt. In Japan gibt es bereits eine Kosmetik-Serie auf Gerstengras-Basis.

Für die genannten Hautprobleme eignen sich auch Kosmetik-Prokukte auf Papayabasis.

Kinder

„Green Food" wie Gerstengras ist besonders für Kinder sehr wichtig. Gerstengrassaft hat den gleichen pH-Wert wie Muttermilch. Halima Neumann empfiehlt, Kleinkinder nach dem Abstillen mit Grünsäften und grüner Pflanzennahrung aufzuziehen, damit sie sich geistig und körperlich optimal entwickeln können. Meinem Sohn Michael, 10 Jahre alt, gebe ich immer Gerstengrastabletten mit zur Schule, da die darin enthaltenen Proteine wie die Glutaminsäure die Gehirnfunktionen anregen. Viele Kinder, die hyperaktiv und quengelig sind, sind wahrscheinlich übersäuert. Gerstengrassaft hilft, wieder ins Säure-Basen-Gleichgewicht zu kommen und damit gelassen, friedfertig und fröhlich zu werden. Halima Neumann macht für die Entstehung von Neurosen einen gestörten Gehirnstoffwechsel verantwortlich: „Rettet die Köpfe Eurer Kinder!" Der Exorphingehalt (Exorphine sind morphinähnliche Süchtigmacher) zum Beispiel in Kuhmilch, Fleisch und Weizen führt offenbar zu abnormen Funktionsabläufen im Gehirn mit den daraus folgenden Verhaltensstörungen. Leckere Rezepte zum Beispiel mit Mandelmilch finden sie im Rezeptteil dieses Buches.

Immunsystem

Das Chlorophyll und der Vitamin- und Enzymkomplex im Gerstengras stärken in einzigartiger Weise unser Abwehrsystem. Die Enzymkomplexe im Gerstengrün wirken antioxidativ, das heißt, sie bekämpfen erfolgreich zellzersetzende Sauerstoffverbindungen, die sogenannten freien Radikale.

Das im Gerstengras reichlich vorhandene Beta-Karotin stimuliert die Bakterien-Bekämpfer Lysozyme und die Produktion von T-Lymphozyten; Vitamin B1 ist wichtig für das Funktionieren des Lymphsystems mit seiner Entgiftungsfunktion; Vitamin B2 (Riboflavin), reichlich in Gerstengras vorhanden, stimuliert die Aktivität von Antikörpern; Vitamin B6 (Pyridoxin) stärkt unser Immunsystem; Folsäure ist wichtig für die Bekämpfung von Krebszellen und die Produktion von Abwehrzellen; Cholin, ebenfalls reichlich in Gerstengras zu finden, stärkt die Hormonproduktion und ihre Abwehrkraft; Vitamin C hilft den Phagozyten, dorthin zu kommen, wo sie benötigt werden, und fördert die Effektivität von Killerzellen; Kupfer stärkt unser Immunsystem, ebenso wie Eisen, das die Abwehrzellen mit dem nötigen Sauerstoff versorgt; Zink, ebenfalls reichlich in Gerstengras vorhanden, stimuliert vor allem die Abwehrkraft der T-Zellen, die in der Thymusdrüse gebildet werden.

Bei Krebs- und Aidskranken benötigt der Körper besonders viele leicht assimilierbare, kurzkettige Aminosäuren, Polypeptide also, die der Körper vorrangig verwendet, um Abwehrzellen (T-Lymphozyten) zu bilden. Auch für Allergiker und Diabetiker ist Gerstengras eine Bereicherung für ihr geschwächtes Immunsystem. Die Bio-Verfügbarkeit der Polypeptide in Gerstengras ist neben Afa-Algen und Kamut/Halmit Green (Urweizengras) unübertroffen.

Infektionen

Chlorophyll ist die ideale Nahrung zur Vorbeugung und Heilung von Infektionskrankheiten jeder Art. Durch die Fülle an Vitamin C und Betakarotin in Grassäften wird das Immunsystem aktiviert und stimuliert. „Wenn dies passiert, beginnen Remissionen von Krankheiten von Krebs bis Erkältungen stattzufinden". (John Heinermann)

Libido siehe „Sexualität"

Magenübersäuerung

Gerstengrassaft ist eines der wirksamsten Mittel der Natur, um der „Volkskrankheit" Magenübersäuerung erfolgreich zu begegnen. Chemische Mittel gegen Sodbrennen, die allein in der Bundesrepublik für jährlich 3,5 Millionen Mark gekauft werden, sind keine Ursachentherapie, da sie die Verdauungssäfte für Stunden neutralisieren. Außerdem haben Magenmittel mit dem Wirkstoff Cisaprid ernsthafte Nebenwirkungen: Es kann schwere Herzrhythmus-Störungen verursachen, warnt das „Arznei-Telegramm". Schlucken die Betroffenen zusätzlich Antibiotika, droht sogar lebensgefährliches Herzkammer-Flimmern. Außerdem ist zur Verdauung von Eiweißmahlzeiten saurer Magensaft nötig. Die Folge bei Neutralisierung der Magensäure durch Medikamente: Der Speisebrei bleibt zu lange im Magen liegen und geht in Gärung über. Gärungssäuren greifen dann die ohnehin schon geschädigten Schleimhäute an und führen schlimmstenfalls zu Magenschleimhautentzündung. Hinzu kommt als weitere negative Folge die Rückvergiftung durch den Darm ins Blut durch Eiweißfäulnis im Dünn- und Dickdarm.

Mit grünem Gerstengrassaft kann man das Übel an der Wurzel angehen, da alle Drüsenfunktionen pH-Wert-abhängig sind, und Gerstengras ein optimales Säure-Basen-Gleichgewicht wiederherstellt – siehe auch Stichwort „Azidose".

Mangel- und Fehlernährung

Viele Menschen in den Industrieländern „verhungern an vollen Töpfen". Sie essen zu viele „leere" Kalorien, Fett und tierisches Eiweiß und zuwenig Vitalstoffe, die wir vor allem in Obst und Gemüse finden. Durch Vitamin- und Mineralstoffarmut unserer Nahrung (als Beispiel: Der Vitamin-C-

Gehalt von Äpfeln sank in den letzten Jahren um 80 %, siehe Kapitel über Vitamine) sind Vitalstofflücken vorprogrammiert. Aufgrund unserer zunehmend belastenden Lebensbedingungen mit viel Smog, Lärm und Streß brauchen wir wesentlich *mehr* Vitamine, Mineralien und andere Vitalstoffe als früher. Um Krankheiten und vorzeitigen Alterungserscheinungen vorzubeugen, ist es daher angebracht, den Körper neben einer Ernährung mit viel frischem Obst und Gemüse zusätzlich mit einem hochdosierten, natürlichen und ausgewogenen Nahrungsergänzungsmittel wie Gerstengrassaft zu versorgen.

Auch bei Menschen mit Unterernährung hat man sehr gute Erfahrungen mit Weizen- oder Gerstengrassaft gemacht, allerdings sollten diese Säfte immer nur in kleinen Mengen mit drei Teilen Wasser verdünnt gegeben werden, um eine zu schnelle Entgiftung bei geschwächten Ausscheidungsorganen zu vermeiden.

Müdigkeit, Erschöpfung

Viele Menschen essen bei Müdigkeit Süßigkeiten oder „puschen" sich mit koffeinhaltigen Getränken. Damit bringen sie die „Zuckerschaukel" in Gang und fühlen sich nach kurzer Zeit noch müder als vorher. Chlorophyllhaltige Grassäfte sind eine gesunde Alternative. Sie enthalten eine Fülle an Vitaminen, Mineralien und Enzymen, die ideale Gehirnnahrung darstellen und auch die Leber aktivieren, die den Körper mit Energie versorgt (siehe auch Stichwort „Gehirn").

Dauerhafte Müdigkeit ist nicht normal und meist eine Folge von ungesunder Ernährung. Innerhalb von zwei Tagen können Sie mit Hilfe von Gerstengrassaft ein hohes Energieniveau erreichen, weil der Grassaft ernährungsbedingte Mangelerscheinungen ausgleicht und Schlacken entfernt, die Ihre Zellen, Ihr Blut, Ihr Gewebe und Ihre Organe möglicherweise belasten.

Wenn Sie Ihre Ernährung durch Gerstengras und Rohkost ergänzen, speichern Ihre Zellen ein Maximum an elektrischer Ladung, und Sie haben reichlich Energie zur Verfügung. Durch leichte und lebendige Nahrungsmittel wie Gerstengrassaft, die unseren Körper optimal ernähren und reinigen, sinkt das Schlafbedürfnis auf sechs Stunden oder weniger und Sie fühlen sich danach voller Energie und Lebensfreude.

Eine weitere sehr effektive Methode zur Steigerung der Lebensfreude ist das authentische Reiki und die Yoga-Riten „Die Fünf Tibeter".

Mundgeruch

Gerstengrassaft bindet Mundgeruch und deodoriert, da er antibakteriell wirkende Enzyme enthält und Chlorophyll Gerüche bindet. Gut wäre auch eine Gerstengras-Therapie, da Mundgeruch meist von unverdauter Nahrung im Magen herrührt. Bewährt haben sich auch Gerstengras-Tabletten bei älteren Hunden, die oft einen unerträglichen Geruch aus dem Maul entwickeln. Man kann auch Haustieren Gerstengraspulver ins Futter rühren. Besonders gern wird das milde „Green Magma" akzeptiert.

Osteoporose

Gerstengras liefert zur wirksamen Osteoporose-Prophylaxe optimal verwertbares Kalzium. Die Regeneration des Gewebes, des Skelettes und der Knorpel ist von einem ausgewogenen Verhältnis von Vitamin C, Proteinen und Magnesium abhängig. Nicht hitzebehandelte Schafs-, Pferde- und Ziegenmilch stellt zwar eine gute Kalzium- und Magnesiumquelle dar, liefert aber nicht das ebenfalls benötigte Vitamin C. Von Kuhmilchprodukten als Osteoporose-Prophylaxe ist dringend abzuraten, da Kuhmilch kein Magnesium enthält und das darin enthaltene Kalzium durch Erhitzen (Pasteuri-

191

sieren, Homogenisieren, Kochen) anorganisch wird und zu Kalkablagerungen, die im Volksmund „Milchgicht" genannt werden und auch zu Nierensteinen führen kann.

Außerdem enthält Milch zu viel Phosphor im Verhältnis zu Kalzium, und die überschüssigen Phosphate verbinden sich mit dem Kalzium zu unlöslichen Salzen, die bestenfalls ausgeschieden werden und sich ansonsten im Körper als Schlacken anlagern. Helmut Wandmaker bezeichnet daher Milch und Milchprodukte sogar als „Kalziumräuber".

Neben Gerstengras stellen auch Afa-Algen-Pulver, Alfalfa-Sprossen, Sesam, geschälte Mandeln (in der Schale ist Blausäure vorhanden!), Avocado, Brennesselsamen, Bananen und Comfrey (Beinwell) hervorragende pflanzliche Kalzium-Quellen dar.

Potenz

Dr. Hagiwara fand in Tierversuchen heraus, daß Mäuse, denen Green Barley Essence verabreicht wurde, mehr gesunde Spermien entwickelten als die Vergleichsgruppe. Offenbar wird die Funktion der Keimdrüsen gestärkt und angeregt, da Gerstengrassaft eine Menge Isoflavonoide enthält, eine östrogenähnliche Substanz. In Gerstengras findet sich die Aminosäure Arginin, die besonders für die Fruchtbarkeit der Männer wichtig ist, weil Arginin in großen Mengen in der Samenflüssigkeit vorkommt. Dr. Hagiwara beobachtete auch, daß wahrscheinlich durch das Kalium im Gerstengras die Muskelfunktionen sowohl von Frauen als auch Männern gestärkt werden, was auch den Bewegungen beim Geschlechtsverkehr und der Orgasmusfähigkeit zugute kommt. Siehe auch Stichwort „Sexualität".

Von der Firma „Bionika Versand" wird unter dem Namen „Sexual Greens" ein Potenzmittel angeboten, das hauptsächlich aus Gerstengras besteht.

Die Tierschutzorganisation „peta" empfiehlt Männern, zur Aufrechterhaltung ihrer Potenz auch im hohen Alter auf vegetarische Ernährung umzusteigen. Denn Fleisch, so „peta", führt zu Arterienverkalkung und somit in krasser Folge zu Impotenz.

Reinigung siehe „Entschlackung"

Sexualität, Libido

Gerstengras enthält viel Zink und stärkt dadurch die Bildung von Samenflüssigkeit und die Sexualenergie des Mannes. Durch den Gehalt an Isoflavonoiden, die eine östrogenartige Wirkung haben, werden die Ausbildung der weiblichen sekundären Geschlechtsorgane und die Entwicklung des Milchkanalsystems der Brüste begünstigt und die Libido bei Männern wie Frauen gesteigert. Dr. Hagiwara beobachtete, daß Frauen, die unterentwickelte Brüste haben, durch das Trinken von Gerstengrassaft einen größeren Busen bekommen. Ein Tip für Frauen: Servieren Sie Ihrem Partner dreimal täglich einen Drink aus Gerstengrasextrakt oder frischgepreßten Gerstengrassaft! Wahrscheinlich werden Sie sich nicht mehr über Langeweile im Schlafzimmer beklagen müssen. (s.a. Stichwort „Potenz").

Dr. Hagiwara und Dr. Swope berichten von etlichen Männern, bei denen sich Potenz und Libido nach wenigen Wochen Einnahme von Gerstengrassaft wieder einstellten. Und das bei keinerlei Nebenwirkungen, außer der, auch sonst fitter und energiegeladener zu sein!

Die im Gerstengrassaft enthaltenen Isoflavonoide gleichen Schwankungen im Hormonhaushalt der Frau aus. Damit ist Gerstengrassaft ein hervorragendes natürliches Mittel für Frauen zur Vorbeugung von Wechseljahrsbeschwerden wie Libidoverlust, Hitzewallungen usw.

Sport siehe „Athleten"

Grünsäfte aus Algen und Getreidegräsern sind in den USA für Spitzen- und Freizeitsportler zum „Grünen Manna" avanciert, das ihnen schnell verfügbare Energie ohne Verdauungsbelastung verschafft. Diese Energie verbrennt nur langsam und befähigt zu sportlichen Höchstleistungen. Außerdem bauen die Polypeptide, leicht verdauliche Eiweiße im Gerstengras Muskeln auf weswegen Gerstengras in den USA und Kanada als „natürliches Anabolika" gilt. Mit Zucker oder Glukose angereicherte Proteinpulver, bei uns in allen Fitneßstudios und den Sportabteilungen der Kaufhäuser erhältlich, bringen die Zuckerschaukel in Gang und liefern daher nur Kurzzeitenergie. Sie kommen in ihrer Zusammensetzung nie der synergetischen Wirkungsweise von Pflanzenproteinen in Rohkostqualität nahe und werden daher von Halima Neumann als „Krücke" bezeichnet.

Außerdem ersetzt Gerstengrassaft die große Menge an Mineralstoffen, die durch den Schweiß verlorengeht, und beugt Muskelkater vor, da es der durch Muskelarbeit entstandenen Übersäuerung (siehe Azidose) entgegenarbeitet.

Der gesunde Trend zu Gerstengras- und Algensäften bei Athleten und Freizeitsportlern dürfte auch bald nach Europa „schwappen". Vielleicht kann dieses Buch einen kleinen Beitrag dazu leisten. Ich selbst bin Mitte vierzig, trinke mindestens dreimal täglich ein selbst angerührtes Gerstengras-Afa-Algen-Getränk und jogge mühelos länger als eine Stunde auch in bergigem Gelände (Alpen, La Palma). Zur Zeit bereite ich mich auf den ersten Vegetarier-Marathon, der am 1. Juli 2000 in Belgien stattfindet, vor.

Streß

Gerstengras ist ein hervorragendes Mittel, um in Streßsituationen gelassen reagieren zu können. Und wer leidet in unserer schnellebigen und leistungsorientierten Gesellschaft *nicht* unter Streß?

Gerstengras stellt ein ausgewogenes Nahrungsmittel mit hoher Nährstoffdichte dar, das den Körper physisch und mental stabilisiert und die Tendenz zur Über-Reaktion und Neurose verringert. Durch den Adrenalinausstoß in Streßsituationen scheidet der Körper verstärkt Mineralstoffe und Vitamine, besonders B-Vitamine aus, die durch Gerstengrassaft in kürzester Zeit wieder aufgefüllt werden. Wenn wir durch täglichen Genuß von Gerstengrassaft ins Säure-Basen-Gleichgewicht kommen (siehe das Kapitel „Sauer ist nicht lustig" in diesem Buch) reagieren wir auch psychisch nicht mehr so leicht „sauer" und bleiben in Streßsituationen heiter und gelassen.

Zusätzlich zur Einnahme von Gerstengras empfiehlt sich zur Streßprophylaxe regelmäßiges Ausdauertraining wie Joggen, am besten schon morgens, und das Erlernen einer einfachen, effektiven Entspannungstechnik wie das authentische Reiki. Ich gebe in dieser Methode bundesweit, in Österreich und auf den Kanarischen Inseln Vorträge und Semi-nare.

Tiere

Haustiere profitieren auch von Gerstengras. Man kann ihnen, wenn sie das mögen, Gerstengrastabletten geben, oder ihnen Gerstengraspulver ins Futter oder Trinkwasser rühren. Das bindet üble Gerüche, unter denen besonders ältere Hunde (und Herrchen und Frauchen!) leiden. Die Ballaststoffe in den meisten Gerstengras-Pulvern sorgen für eine geregelte Verdauung. Die vielen Mineralien in Gerstengrassaft gleichen die überschüssige Säure von Dosenfutter auf Fleischbasis aus. Das meiste Katzen- und Hundefutter enthält zuwenig Ballaststoffe. Das Fell von Katzen und Hunden wird glänzend, die Augen strahlen wieder wie in früheren Zeiten und die Tiere entwickeln mehr Lebensfreude und Vitalität.

Eine erfreuliche Begleiterscheinung: Katzen hören auf, an Zimmerpflanzen herumzuknabbern. Wenn ich Hunde und Katzen zu versorgen habe, stelle ich ihnen draußen ein Tablett mit frischem, selbstgezogenen Gerstengras „zur Selbstbedienung" hin oder reserviere im Sommer ein Stück im Garten, wo ich ihnen Gerstengras aussähe. Alternativ mische ich Gerstengraspulver ins Futter oder Trinkwasser. Die Zwergkaninchen meiner Kinder versorge ich alle zwei Tage mit einem kleinen Tablett Gerstengras, das sie begierig „wegmümmeln". In den USA gibt es „Green Magma" als Riegel auch für Hunde und Katzen, ich habe diese Produkte erfolgreich bei Tieren von Freunden getestet. Akzeptanz und Wirkung sind hervorragend.

Mit Gerstengras kann man auch gut Wunden versorgen, indem man ein durchgedrehtes oder ausgekautes Gerstengrasbüschel (alternativ: Wattebausch, getränkt mit Gerstengrassaft) auf die Wunde legt und mit einem Verband fixiert. Alle zwei bis drei Stunden sollte man den Verband erneuern. Wenn ein Tier Hautprobleme hat, kann man es auch mit einem in Gerstengrassaft getauchten und leicht ausgedrückten Wattebausch betupfen. Dies hilft zum Beispiel bei Ekzemen.

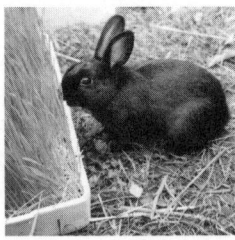

Die kleinen Kaninchen naschen gerne am selbstangebauten Gerstengras der Autorin

Von Pferden wird berichtet, daß sie von Blindheit geheilt wurden, indem man sie auf einer Wiese mit jungen Getreidegräsern grasen ließ.

Übergewicht siehe „Gewichtsprobleme"

Übersäuerung siehe „Azidose"

Vegetarier

Vegetarier leiden oft unter einem Mangel an Vitamin B12, Folsäure, Eisen und Kalium, besonders „Puddingvegetarier", die einfach nur das Fleisch weglassen und wenig vitalstoffreiche Rohkost essen. Mit Gerstengrassaft, frisch oder als Fertigpulver, können sie Nährstoffdefizite ausgleichen und sich mit den nötigen Vitalstoffen versorgen. Gerstengras ist eine der wenigen pflanzlichen Quellen, die Vitamin B12, ein wichtiges „Nerven-Vitamin", enthält.

Verdauungsprobleme

Die Enzyme im Gerstengrassaft regen erschöpfte Verdauungsdrüsen auf natürliche Weise an und optimieren die Nahrungsverwertung. Wenn Ballaststoffe im Gerstengraspulver vorhanden sind (siehe Produktinformation), wird die Verdauung zusätzlich angeregt und Verstopfung verschwindet. Durch seine ausgewogenen Anteile von Kalium und Natrium aktiviert Gerstengras die Darmperistaltik: Kalium dehnt aus, und Natrium bewirkt Kontraktionen.

Das Chlorophyll im Gerstengras bindet darüber hinaus unangenehme Gerüche bei Blähungen, es hat einen deodorierenden Effekt. Gerstengrassaft fördert die körpereigene Vitamin B12-Bildung und die Regeneration der Darmflora, da Chlorophyll die Neubesiedelung des Darms mit aeroben, sauerstoffliebenden Bakterien fördert, die lebensnotwendig sind, um anaerobe Bakterien und Schmarotzer wie Parasiten, Krebszellen und Viren in Schach zu halten.

Verjüngung: Verlangsamung von Alterungsprozessen

Zellschutz-Enzyme im Gerstengras machen die zellangreifenden freien Radikale unschädlich und beschleunigen die Zellerneuerung. Eine besondere Rolle spielt dabei das seltene, im Gerstengras reichlich vorhandene Enzym Superoxid-Dismutase (SOD), siehe auch die Kapitel „Gerstengrassaft – ein Verjüngungselixier" und „Superoxid-Dismutase (SOD) – ein Wundermittel?" in diesem Buch. Gerstengras enthält besonders viele Polypeptide, kurzkettige Aminosäuren, die der Körper als Bausteine für neue Zellen braucht. Halima Neumann bezeichnet nicht erhitztes Pflanzengrün als „der Schlüssel zum Jungbrunnen".

Zahnfleischentzündungen

Bei Zahnfleischentzündungen sollte man mit Gerstengrassaft gurgeln oder ein Büschel Gerstengras ganz langsam auskauen. Die darin enthaltenen Enzyme wirken entzündungshemmend und antibakteriell.

Anhang

Literaturverzeichnis

Zeitschriften – Artikel

„Enzymatic Green Salad in a Bottle – The Flu/Cold Fighter", Let's Live, Oktober 1994

„Green Waves of barley Ease Arthritis for Some", Better Nutrition for Today's Living, September 1995

„Green Barley Grass May Help Arthritics", Better Nutrition for Today's Living, Juli 1995

„Green Barley Extract: A Study in Quality", Chichoke, Anthony, Showcase Magazine, o. D.

„There's more than one way to get your Greens", Seibold, Ronald L., Better Nutrition, September 1996

„Barley Is a Time-Honored Remedy for Athletes", Better Nutrition, November 1995

„The Ideal Fast Food with an Antioxidant Twist", Chichoke, Anthony, Townsend Letter for Doctors, Juli 1994

„The Green Genie in a Bottle", Chichoke, Anthony, Total Health, Vol. 16, No. 2, April 1994

„Green is Gold for a healthful diet", Scheer, James F., Better Nutrition, April 1995

„Barley Grass: Nature's Own Antacid", Hartman, Stephen, Healthy & Natural Journal,

„Green barley. Green gold. Mining a nutritional motherlode", Gornley, James J., Better Nutrition, Juli 1996

„Green barley is rich in enzymes, nutrients for improving vitality", Better Nutrition, Januar 1996

„Die neuen Wundertropfen", Bergmann-Winter, Marlies, Bild am Sonntag, August 1997

„Was wir von unserer Mitwelt alles lernen können", Springmann, Baldur, Raum und Zeit, Nr. 72, 1994

„Wonderful Experience with Green Magma", Vorträge von Pejic, Lassen, Estrada und Weigel, YH Products Corporation, 1986

Bücher

Balch, James F. und Balch, Phyllis A., „Prescription for Nutritional Health", Avery Publishing Group, New York, 1997

Barkmann, Kim, „-De Wise Frau- Werde Glücksbringer! Sieben Schlüssel zu den Türen Deiner Kraft", Blue Anathan Verlag, Bochingen, 1998

Berner, Hans-Günter, „An vollen Töpfen verhungern", medi Verlagsgesellschaft, Hamburg, 3. Aufl., 1997

Chopra, Deepak, „Die sieben geistigen Gesetze des Erfolges", Wilhelm Heyne Verlag, München, 1996

Chopra, Deepak, „Lerne lieben, lebe glücklich- Der Weg zur spirituellen Liebe", Lübbe Verlag, Bergisch Gladbach, 1998

Clement, Brian R., „Hippocrates Health Program – A Proven Guide to Healthful Living", Hippocrates Publishing, West Palm Beach, 1992,

Cichoke, Anthony J., „Enzymes & Enzyme Therapy", Keats Publishing, New Canaan, 1994

Cousens, Dr. med. Gabriel, „Harmonie und Gesundheit mit vegetarischer Ernährung", Hans Nietsch-Verlag, Freiburg, 1998

Cousens, Dr. med. Gabriel, „Ganzheitliche Ernährung", Verlag H.-J. Maurer, Frankfurt, 1986

Cribbs, Gillian, „Blaugrüne Algen – Die Nahrungsrevolution aus dem Wasser", Heyne Verlag, München, 1997

Diamond, Harvey und Marilyn, „Fit fürs Leben – Fit for Life", Goldmann Verlag, München, 1985

Eftekhar, Judy Lin, „Feed Yourself Right!", Globe Communications Corp., Boca Raton, 1997

Geesing, Dr. med. Hermann, „Die beste Waffe des Körpers: Enzyme", Herbig Verlagsbuchhandlung, München, 1990

Gerson, Dr. Max, „Eine Krebstherapie. Fünfzig geheilte Krebsfälle", Waldthausen Verlag, Ritterhude, 1996

Grill, Heinz, „Ernährung und die gebende Kraft des Menschen", Verlag für Schriften Heinz Grill, Soyen, 1997

Haas, Elson M., „Das Entgiftungsprogramm", Goldmann Verlag, München, 1998

Hagiwara, Yoshihide, „Green Barley Essence – The Ideal 'Fast Food'", Keats Publishing, New Canaan, 1985

Hagiwara, Yoshihide, „Grüner Gerstengrasextrakt", Verlag Waltraud Baumeister, Stuttgart, 1996

Hagiwara, Yoshihide, „Grüner Gerstenextrakt", Keats Publishing, New Canaan

Hausen, Monika Helmke, „Die Lichtkräfte unserer Nahrung. Kochen mit Feuer, Spaß und Magie", Verlag Hermann Bauer, Freiburg im Breisgau, 1997

Hausen, Monika Helmke, „Die Botschaft der Früchte. Heilkräftige Helfer in der Zeitenwende. Einheimische und exotische Früchte", Verlag Hermann Bauer, Freiburg i. Brsg. 1998

Hausen, Monika Helmke, „Das magische Wissen vom Mond- Entfalte deine ganz persönlichen Mondkräfte", Bauer Verlag, Freiburg, 1998.

Heinerman, John, „Heinerman´s Encyclopedia of Juices, Teas & Tonics", Prentice Hall, Englewood Cliffs, 1996

Heinerman, John, „Heinerman's Encyclopedia of Healing Juices", Parker Publishing, West Nyack, 1994

Heiß, Erich, „Wildgemüse und Wildfrüchte - Eine wertvolle Ergänzung und Aufwertung unserer heutigen Nahrung", Lebenskunde Verlag, Düsseldorf, 4. Aufl., o.J.

Holler, Johannes, „Iß Dich klüger – Das praktische Handbuch für die optimale Gehirnernährung", Umschau-Verlag, Frankfurt a. M., 1997

Konz, Franz, „Der große Gesundheits-Konz – Die Urkraft der Urmedizin", Universitas Verlag, München, 3. Aufl., 1998

Kulvinskas, Viktoras, „Leben und Überleben – Kursbuch ins 21. Jahrhundert", Hirthammer Verlag, München, 7. Aufl., 1995

Linditsch, Jörg, „ABC des Weizengrases", Verlag Peter Erd, München, 1988

Malkmus, Dr. Gerorge H., „Why Christians get Sick", Treasure House, Shippensburg, 6. Aufl., 1997

Meidinger, Werner, „Natürliche Wege der Entgiftung", Südwest-Verlag, München, 1997

Meintrup, Marc, „Natürlich heilen mit Weizengras", Südwest-Verlag, München, 1997

Messing, Norbert, „Der Obst-Gemüse-Faktor – Gesund, vital, jugendlich durch pflanzliche Hochleistungsnahrung", Messing Verlag, Bad Schönborn, 2. Aufl., 1996

Meyer, Marianne E., „Spirulina – Das blaugrüne Wunder", Windpferd-Verlag, Aitrang, 1998.

Murray, Frank, „Hagiwara, Yoshihide – Pioneer of better Living", Keats Publishing, New Canaan, 1990

Neumann, Hakima, „Stop Krebs – MS – Aids, Eine neue Ganzheitsmethode", Fürhoff-Verlag, Starnberg, 1997

Neumann, Halima, „Stop der Azidose, Allergien und Haarausfall", Fürhoff-Verlag, Starnberg, 4. Aufl., 1994

Neumann, Halima, „Grüne Lebensenergien – Heilkraft aus dem Schoß der Erde", Führhoff-Verlag, Starnberg, 1999

Ransberger, Karl, „Max Wolf, ein Leben für die Enzymtherapie", Forum Medizin Verlagsgesellschaft mbH, Gräfeling, 1994

Ray, Dr. Barbara, „The Authentic Reiki – Der Reiki Faktor in der Radiance Technik", Radiance Associates, St. Petersburg, 1996

Salvesen, Christian, „Blaugrüne Algen – Supernahrung für Körper und Geist", fit fürs Leben Verlag, Ritterhude, 1997

Sanos GbR (Hrsg.), „Grassäfte von Weizen und Gerste", Sanos GbR, Meersburg, 1998

Schmid, Reiner, „Weizengrassaft – Medizin für ein neues Zeitalter", Verlag Ernährung und Gesundheit, München, 4. Aufl., 1995

Seibold, Ronald L., „Cereal Grass – What's in it for you!"[44], Wilderness Community Education Foundation, Lawrence, 1990

Sharamon, Shalila und Baginski, Bodo J., „Das Wunder im Kern der Grapefruit. Die Geheimnisse des Citrus paradisi", Windpferd Verlag, Aitrang, 1996

Simonsohn, Barbara, „Die Fünf 'Tibeter' mit Kindern – Gesundsein darf Spaß machen!", Integral Verlag, Wessobrunn, 1995

Simonsohn, Barbara, „Papaya – Heilen mit der Wunderfrucht", Windpferd Verlag, Aitrang, 1998

Simonsohn, Barbara, „Die sagenhafte Heilkraft der Ananas", Windpferd Verlag, Aitrang, 1998

Simonsohn, Barbara, „Stevia. Sündhaft süß und urgesund", Windpferd Verlag, Aitrang, 1999

Simonsohn, Barbara, „Die Heilkraft der Afa-Alge", Goldmann Verlag, München, 2001

Simonsohn, Barbara, „Das authentische Reiki. Wirksame Hilfe bei den körperlichen und seelischen Problemen der heutigen Zeit", Goldmann Verlag, München, 2001

Simonsohn, Barbara, „Reiki für Fortgeschrittene", Goldmann Verlag, 2005

Simonsohn, Barbara, „Hyperaktivität. Warum Ritalin keine Lösung ist. Gesunde Strategien, die wirklich helfen", Goldmann Verlag, München, 2001

Simonsohn, Barbara, „Warum Bio? Gesunde Pflanze, gesunder Mensch", Goldmann Verlag, München, 2002

Simonsohn, Barbara, „Heilkraft aus den Tropen – die süße Medizin exotischer Früchte", Integral Verlag, 2008

Simonsohn, Barbara, „Reiki", Ansata Basics, 2009

Storm-Kull, Zora Felicia, „Gesund & Fit durch Weizengras", Verlagsunion
Pabel Moewig, Rastatt, 1998

Swope Dr. Mary Ruth, „Green Leaves of Barley", Dr. Swope Enterprises,
Phoenix, 1990

Swope, Dr. Mary Ruth, „The Spiritual Roots of Barley", National Preventive Health Services, Melbourne, 1988

Szekely, Dr. E. Bordeaux, „Das geheime Evangelium der Essener",
Mandala Media, Rheinfelden, 1997

Tietze, Harald W., „Supreme Green Medicine", Bermagui, 1998

Ulmer, G.A., „Gesundheitswunder Chlorophyll – Gespeicherte, gesundheitsspendende Sonnen- und Heilkraft", Ulmer Verlag, Tuningen, 1997

Voelk, Marianne J., „Weizengras und Weizenkeim", Mosaik-Verlag,
München, 1998

Voelk, Marianne J., „Heilen mit Weizengras und Weizenkeim", Mosaik-
Verlag, München, 1998

Waldmann, Klaus P., „Natürlich heilen und gesund bleiben – Weizengras", Urania-Verlag, Berlin, 1998

Walsch, Neale Donald, „Gespräche mit Gott – Ein ungewöhnlicher
Dialog", Band I, Goldmann Verlag, München, 2. Aufl. 1997

Walsch, Neale Donald, „Gespräche mit Gott – Ein ungewöhnlicher
Dialog, Band II, Goldmann Verlag, München, 1997

Wandmaker, Helmut, „Willst Du gesund sein? Vergiß den Kochtopf!",
Goldmann Verlag, München, 6. Aufl., 1992

Wandmaker, Helmut, „Rohkost statt Feuerkost", Goldmann Verlag,
München, 1996

Wigmore, Ann, „The Wheatgrass Book", Hippocrates Health Institute,
1985

Wigmore, Ann, „The Hippocrates Diet and Health Program", Avery
Publishing Group, Wayne, 1984

Wigmore, Ann, „Be Your Own Doctor", Avery Publishing Group,
Wayne, 1982

Wigmore, Ann, „Schlank, fit und gesund mit Weizengras", mvg-Verlag,
Landsberg am Lech, 1998

Wigmore, Ann, „Why Suffer – How I Overcame Illness & Pain Naturally",
Avery Publishing Group, Wayne, 1985

Wolf Ulrike, „Die Radiance-Technik – Das authentische Reiki", Goldmann, München 1999

Wolfe, David, „Die Sonnen-Diät. Ein vegetarisches Programm für
Super-Fitness", Goldmann Verlag, München 2001

Wolfrum, Christine, „Weizengras – Die Kraft im grünen Gras", Gräfe
und Unzer, München, 1998

Forschungsberichte

Goldstein, Shibamoto und Kubota, „Published Research Findings on Barley Leaf Extract", Green Food Corporation, 1998

Goldstein, Allan L., „A Natural Food Supplement To Improve One's Health", Nature's Laboratory, 1997

Hagiwara, Dr. Yoshihide, „Study on Green Juice Powder of Young Barley Leaves II", 98th Annual Assembly of Pharmaceutical Society of Japan, 1978

Hagiwara, Dr. Yoshihide, „Prevention of Aging and Adult Diseases Methods for Longevity and Good Health", The International Foundation for Preventive Medicine, New York, 1981

Hagiwara, Dr. Yoshihide, Goldstein, Bao, Sprangelo und Badamchian, „Isolation of a vitamin E analog from a green barley leaf extract that stimulates release of prolactin and growth hormone from rat anterior pituitary cells in vitro", Journal of Nutrion Biochemistry, 1994

Kitta, Dr. Hagiwara und Shibamoto, „Antioxidative Activity of an Isoflavonoid 2-0-Glycosylisovitexin Isolated from Green Barley Leaves", Journal of Agricultural and Food Chemistry, Department of Environmental Toxicology, University of California, California, 1992

Kubota, Kazuhiko und Matsuoka, Yutaka, „Effect Of Chronic Administation Of Green Barley Juice On Growth Rate, Serum Cholesterol Level And Internal Organs Of Mice", Science University of Tokyo, Japan, o. J.

Kubota, Kazuhiko und Matsuoka, Yutaka, „Isolation Of Potent Anti-inflammatory Protein From Barley Leaves", Science University of Tokyo, Japan, 1983

Kubota und Sunagane, „Studies On The Effects Of Green Barley Juice On The Endurance And Motor Activity In Mice", Science University of Tokyo, Japan, 1984

Kubota, Matsuoka und Seki, „Isolation Of Potent Anti-inflammatory Protein From Barley Leaves", Science University of Tokyo, Japan, 1983

Muto, Tatsuo, „Therapeutic Experiment Of Bakuryokuso For The Treatment Of Skin Diseases In The Main", New Drugs and Clinical Application, Tokyo, 1977

Nishiyama, Tadashi, „Study of Young Barley Leaf Extract: The Antioxidative Compound and Its Effect", Department of Environmental Toxicology, University of California, Davis, California, USA, July '91 – June '93

Nishiyama, Dr. Hagiwara and Shibamoto, „Inhibition of Malonaldehyde Formation from Lipids by an Isoflavonoid Isolated from Young Green

Barley Leaves", Department of Environmental Toxicology, University of California, 1993

Osawa, Katauzaki, Dr. Hagiwara, Dr. Hagiwara und Shibamoto, „A Novel Antioxidant Isolated from Young Green Barley Leaves", Agricultural an Food Chemistry, 1992

Ohtake, Yuasa, Komura, Miyauchi, Dr. Hagiwara und Kubota, „Studies on the Constituents of Green Juice From Young Barley Leaves", Science University of Tokyo, Japan, o. J.

Ohtake, Nonaka, Sawada, Dr. Hagiwara und Kubota, „Studies on the Constituents of Green Juice From Young Barley Leaves – Effect on Dietarily Induces Hypercholesterolemia in Rats", Science University of Tokyo, Japan, o. J.

Ohtake, Yuasa, Komura, Dr. Hagiwara und Kubota, „Studies on the Constituents of Green Juice From Young Barley Leaves – Antiulcer Activity of Fractions from Barley Juice". Science University of Tokyo, Japan, o. J.

Shibamoto, Dr. Hagiwara und Osawa, „A Flavonoid with Strong Antioxidative Activity Isolated from Young Green Barley Leaves", Department of Environmental Toxicology, University of California, California, 1994

Yokono, Osamu, „Therapeutic Effect of Water-Soluble Form of Chlorophyll-A and The Related Substance. The Young Barley Green Juice in The Treatment of Patients With Chronic Pancreatitis", Faculty of Medicine, University of Tokyo, o. J.

Literaturtips zum Thema ADS bei Kindern:

Abrams, Karl J., "Attention Deficit Hyperactivity Disorder. A Nutritional Approach", Timeless Books Publications, Chelsea, Michigan, 1998

Hagiwara Yoshihide, "Grüner Gerstenextrakt. Das ‚Fast Food' der Natur, Ihrer Gesundheit zuliebe", Keats Publishing, New Canaan, Connecticut o.J.

Simonsohn, Barbara, "Die Heilkraft der Afa-Alge", Goldmann Verlag, München, 2000

Anmerkungen

[1] vgl. den Artikel „Von wegen 'ein Apfel täglich'"! in der Zeitschrift „Bio" Nr. 4/98

[2] vgl. zum Beispiel das Sonderheft „Kosmetik" der Stiftung Warentest, Lützowplatz 11-13, 10785 Berlin, Tel: 030-2631-0, Fax: -261 1074

[3] vgl. Hagiwara, „Green Barley Essence", a. a. O., S. 68

[4] Kulvinskas, a. a. O., S. 75

[5] vgl. Seibold, a. a. O. , S. 35

[6] Kulvinskas, a. a. O., S. 77

[7] Seibold, a. a. O., S. 50

[8] vgl. Seibold, a. a. O., S. 71

[9] Hagiwara, „Green Barley Essence", a. a. O., S. 21

[10] vgl. Hagiwara, „Green Barley Essence", a. a. O., S. 58

[11] H.-G. Berner, „An vollen Töpfen verhungern", a. a. O. , S. 21

[13] Ebd., S. 20

[14] a. a. O.

[15] Verlag Ernährung & Gesundheit, München, 4. Aufl. 1995

[16] a. a. O.

[17] Adressen: Living-Food Institute Skeppsgarden, 61592 Valdemarsvik, Schweden (Kurse auf Schwedisch und in Englisch); Hippocrates Health Institute, 1441 Palmdale Court, West Palm Beach, Florida 33411, USA, Tel. 001-407-471-8876; Ann Wigmore Institute, P. O. Box 429, Puerto Rico 00677

[18] Windpferd-Verlag, Aitrang 1997

[19] vgl. ihr Buch „Stop Krebs, MS, Aids", a. a. O.

[20] vgl. Swope, „Green Leaves of Barley", a. a. O., S. 125-127

[22] ebd., S. 7

[23] „Die geistige Bedeutung der Nahrungsmittel." 4., überarbeiteteAuflage 1997, Verlag für Schriften von Heinz Grill, Soyen 1997

[24] von Dr. Mary Ruth Swope, zusammen mit Miriam Champness, National Preventive Health Services, Inc., Melbourne, USA, 1988

[25] ebd., S. 42

[26] vgl. ebd. S. 115

[27] Edition Sternenprinz, Verlag Hans-Jürgen Maurer, Frankfurt o. J.

[28] vgl. North Dakota Barley Council, „Barley: An Ancient Grain for Today's Lifestyle",1993, und ders., „Barley: The World's Oldest Grain", 1992

[29] vgl. Seibold, a. a. O., S. 7

[30] vgl. Artikel „Green barley. Green gold. Mining a nutritional motherlode" von James J. Gormley, „Better Nutrition" Juli 1996, S. 46

[31] vgl. Seibold a. a. O., S. 19

[32] vgl. G. A. Ulmer, a. a. O., S. 43

[33] vgl. Klaus P. Waldemann, „Natürlich heilen und gesund bleiben mit Weizengras.", Urania Verlag, Berlin 1998, S. 8

[34] zitiert nach Seibold, ebd.

[35] Hagiwara, „Green Barley Essence", a. a. O., S. 31 und 26

[36] vgl. a. John Heinermann, „Encyclopedia of Healing Juices", Parker Publishing Company, West Nyack, New York 1994, S. 270

[37] Heinermann, a. a. O., S. 272

[38] mvg-Verlag, Landsberg am Lech 1998

[39] Ann Wigmore Foundation, 196 Commonwealth Avenue, Boston, MA 02116, USA, Tel: 001-617-267-9424

[40] die Kontaktadresse für beide Institute: Daido Bldg., Room No. 303, 3-5-5, Uchikanda, Chiyoda-ku, Tokyo, 101, Japan, Tel: 03256-8106

[42] vgl. Viktoras Kulvinskas, „Leben und Überleben. Kursbuch ins 21. Jahrhundert.", Hirthammer Verlag, München, 7. Aufl., 1980

[44] The importance of Wheat Grass, Barley Grass and other green vegetables in the human diet.", Wilderness Community Education Foundation, Inc., Lawrence, USA 1990, S. 16

[45] aus: Hagiwara, „Grüner Gerstenextrakt", a. a. O., S. 12

[46] Quelle: H. Neumann, „Grüne Lebensenergien - Heilkraft aus dem Schoß der Erde", a. a. O., S. 99 und Infoblatt „Die Vorzüge von Gerstengraspulver" vom „Spira Verde Versand"

[47] vgl. mein Buch „Papaya – heilen mit der Wunderfrucht", a. a. O.

[48] ebd., S. 61

[49] a. a. O.

[50] a. a. O.

[51] vgl. a. Gerhard Leibold, „Enzyme – Vitalstoffe für die Gesundheit", Falken-Verlag, Niedernhausen/Ts. 1994 und Edward Howell, „Enzyme Nutrition", Avery Publishing Group, Inc., Wayne, NJ, 1985

[52] vgl. mein Ananas-Buch

[53] a. a. O.

[56] vgl. „Bio" 4/98, S. 6

[57] vgl. die Bücher von Neumann, Swope und Hagiwara, a. a. O.

[58] vgl. Seibold, a. a. O., S. 60

[59] vgl. das Kapitel in diesem Buch „Sauer ist nicht lustig" und das Kapitel über Azidose in meinem Papayabuch sowie das Stichwort „Azidose" im Ananasbuch. Zur Vertiefung empfehle ich das Buch von Halima Neumann „Stop der Azidose", a. a. O.

[60] vgl. Berner, a. a. O., S. 51

[61] vgl. G. A. Ulmer, „Gesundheitswunder Chlorophyll. Gespeicherte, gesundheitsspendende Sonnen- und Heilkraft." Günter Ulmer Verlag, Tuningen 1997, S. 55

[62] vgl. Seibold a. a. O., S. 42

[63] vgl. Hagiwara, a. a. O., S. 118 bis 142 und Mary Ruth Swope, „Green Leaves of Barley", a. a. O., S. 152 bis 192

[64] vgl. Hagiwara, „Green Barley Essence", S. 101

[65] vgl. Halima Neumann, „Stop Krebs, MS, Aids. Eine neue Ganzheitsmethode", 3. erweiterte Auflage, Fürhoff Verlag Starnberg 1997, S. 90

[66] vgl. ebd.

[67] a. a. O.

[68] vgl. H. Neumann, „Stop der Azidose...", a. a. O., S. 79

[69] vgl. ebd., S. 54 und 55

[70] vgl. Wigmore, „Schlank, fit und gesund...", a. a. O., S. 68

[71] „Wie man den Alterungsprozeß verlangsamen kann", Pyramid Verlag

[72] vgl. H. Neumann, „Grüne Lebensenergien. Heilkraft aus dem Schoß der Erde."

[73] vgl. Schmidt, „Weizengrassaft. Medizin für ein neues Zeitalter", a. a. O., S. 34

[74] vgl. H. Neumann, „Stop der Azidose", a. a. O., S. 136

[76] vgl. Schmidt, a. a.

[77] vgl. auch das Kapitel „Ananas – eine Krebsheilpflanze?" in meinem Buch „Die sagenhafte Heilkraft der Ananas", a. a. O.

[78] vgl. Schmid, a. a. O., S. 37

[79] vgl. Seibold, a. a. O., S. 82

[80] vgl. Hagiwara, „Green Barley Essence", a. a. O., S. 136 und Seibold, a. a. O., S. 30

[81] Goldmann-Verlag

[82] Mutter Meera, „Antworten", Verlag Mother Meera, Dornburg-Thalheim 1994, S. 170

[83] vgl. Artikel „Barley Is a Time-Honored Remedy for Athletes", „Better Nutrition", November 1995, S. 38

[84] vgl. das Buch von mir, „Die Heilkraft der Afa-Alge", Goldmann-Verlag, 2001, S. 65

[85] vgl. http:wheatgrass.com/introtowg/testimonials.html

Die Autorin

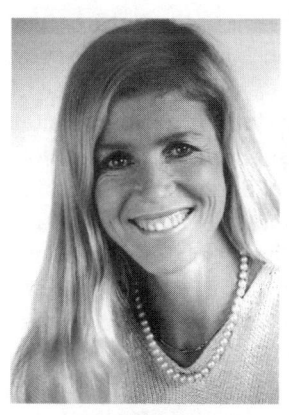

Die Autorin wurde im Januar 1954 als Wassermannfrau mit Aszendenten Schütze geboren. Nach ihrem Abitur studierte sie Sozialwissenschaften und schloß ihr Studium als Diplom-Politologin ab.

Einige Jahre arbeitete sie als Public-Relations-Managerin für die größte Jugendaustauschorganisation Deutschlands, bevor sie sich entschloß, etwas über biologischen Land- und Gartenbau zu lernen. Zehn Jahre hintereinander besuchte sie jeweils für einige Wochen die Findhorn-Gemeinschaft in Schottland, wo sie im Garten mitarbeitete, Seminare besuchte und viele ganzheitliche Heilmethoden wie das authentische Reiki kennenlernte.

Anderthalb Jahre lernte sie auf dem bio-dynamischen Hof von Baldur Springmann, dem bekanntesten Öko-Bauer Deutschlands, und dann im Schulungszentrum für naturgemäßen Land- und Gartenbau in Hamburg-Poppenbüttel. Danach leitete sie die ersten Umweltkurse an der Hamburger Volkshochschule zu Themen wie Umweltschutz, Hügelbeetbau, biologisches Gärtnern und „Modelle einer Welt von morgen" mit Vorstellung ökologisch und spirituell orientierter Gemeinschaften. Über diese Themen schrieb sie seit Mitte der siebziger Jahre auch Artikel in Zeitschriften wie „Szene Hamburg", „Hamburger Abendblatt" und „Esotera".

Seit mehr als zwanzig Jahren beschäftigt sich Barbara Simonsohn intensiv mit dem Thema Ernährung. Von der Naturheilärztin Dr. Renate Collier ließ sie sich als Azidose-

Seminarleiterin und Fastenleiterin ausbilden. Sie stellte ihre Ernährung erst auf vegetarische Vollwertkost, dann auf vegane Rohkost nach den Prinzipien der Natürlichen Gesundheitslehre um, die u. a. von Marilyn und Harvey Diamond vertreten werden.

Nachdem sie einige Jahre an der Hamburger Universität als Wissenschaftliche Assistentin gearbeitet hatte, schloß Barbara Simonsohn 1984 ihre Ausbildung als Lehrerin für das authentische Reiki bei Dr. Barbara Ray in den USA ab. Seither gibt sie bundesweit und in Österreich, den USA, der Schweiz und den Kanarischen Inseln Vorträge und Seminare zum Erlernen dieser einfachen und wirksamen Technik für Tiefenentspannung, Streßabbau, Stärkung des Immunsystems und Persönlichkeitsentwicklung.

1988 kam Barbara Simonsohns erstes Kind Michael und 1994 ihr zweites Kind Freya zur Welt. Mit ihren Kindern lebt sie in Hamburg, in einer Wohnung mit großem Garten, in dem sie nicht nur Blumen gepflanzt hat, sondern auch Gemüse und Obst biologisch anbaut, darunter auch Bergpapayas, Kiwis und neuerdings Stevia-Pflanzen.

Barbara Simonsohn gibt nicht nur Seminare über das authentische Reiki, Bewegung, Azidose-Therapie, Die Fünf „Tibeter" und Ernährung, sondern schreibt über diese Themen in zahlreichen Zeitschriften wie „Körper, Geist und Seele Hamburg", „Bio", „Natürlich leben", „Natur & heilen", „Esotera", „Wegweiser", „Lichtgarten", „Der Spatz" und „Natur". Regelmäßig finden bei ihr „Tropenfrüchte-Festessen" mit Vortrag statt.

Informationen über die aktuellen Projekte mit Barbara Simonsohn, die aktuellen Veranstaltungen mit ihr und ihre neuesten Artikel finden Sie auch im Internet.

Vorträge und Seminare mit Barbara Simonsohn:

„Das authentische Reiki" (auch Behandlungen, Fernbehandlungen, Kinder- und Tiereinstimmungen)

„Azidose – fit durch Entsäuerung" (auch Behandlungen)

„Die Fünf 'Tibeter'" (auch Einzelberatung)

„Warum bio?"

„Gesundheitliche Vorzüge der Tropenfrüchte" (mit Essen)

„Gerstengras – das gesunde Nahrungsergänzungsmittel aus der Natur"

„Hyperaktivität"

„Die Heilkraft der Afa-Alge"

Bücher von Barbara Simonsohn by Windpferd:

„Papaya – heilen mit der Wunderfrucht", Windpferd, 1998

„Die sagenhafte Heilkraft der Ananas", Windpferd, 1998

„Stevia - sündhaft süß und urgesund, Windpferd, 1999

Weitere Bücher von Barbara Simonsohn:

„Die Fünf 'Tibeter' mit Kindern", Integral Verlag, 1995

„Erfahrungen mit den Fünf 'Tibetern'", Hrsg. Wolfgang und Brigitte Gillessen (Ko-Autorin), Integral-Verlag, 1997

„Heilkraft aus den Tropen - die süße Medizin exotischer Früchte", Integral-Verlag, 2008

„Reiki", Ansata Basics, 2009

„Das authentische Reiki. Grundlagen und praktische Anwendung", Goldmann Verlag, 2001

„Reiki für Fortgeschrittene", Goldmann Verlag, 2005

„Die Heilkraft der Afa-Alge", Goldmann Verlag, 2000

„Hyperaktivität. Warum Ritalin keine Lösung ist. Gesunde Strategien, die wirklich helfen", Goldmann Verlag, 2001

„Warum Bio? Gesunde Pflanze, gesunder Mensch", Goldmann Verlag, 2002

Auskunft über Seminare und Behandlungen:

basim@barbara-simonsohn.de

Tel: 040-895338

Fax: 040-893497

basim@t-online.de

Bitte schicken Sie interessante Erfahrungen, Beobachtungen und Erkenntnisse mit dem Gebrauch von Gerstengrassaft an:

Gerstengras-Forum

c/o Theo Hodapp

Holbeinstraße 26

22607 Hamburg

(mit einer schriftlichen Erlaubnis zur Wiedergabe in einem Folgeband und in Artikeln für Gesundheitszeitschriften. Vielen Dank!)

Index

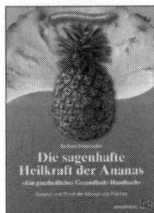

Barbara Simonsohn

Die sagenhafte Heilkraft der Ananas
Ein ganzheitliches Gesundheits-Handbuch. Gesund und fit mit der Königin der Früchte.

Die Erfolgsautorin Barbara Simonsohn hat erneut ein sehr fundiertes und ganzheitliches Gesundheitsbuch geschrieben. Sie versteht es hervorragend, ihre Leser auch mit aktuellen Informationen „aus erster Hand" zu begeistern. In dem Buch werden die positiven gesundheitlichen Auswirkungen der Ananas beschrieben. Schon die Indianer haben sie als Heilfrucht geschätzt. Unter Heilsames von A – Z staunen wir über ihr verblüffend breites Anwendungsspektrum. In der modernen Naturmedizin ist heute längst bekannt, dass das Ananas-Enzym Bromelain selbst Krebszellen auflösen und Metastasenbildung verhindern kann. Und da diese phantastische Frucht nicht nur Blut, Zellen und Darm reinigt, sondern auch die Haut klärt und verjüngt, versorgt uns Barbara Simonsohn auch mit Rezepten für Masken und Cremes.

192 Seiten · 978-3-89385-268-0 · www.windpferd.de

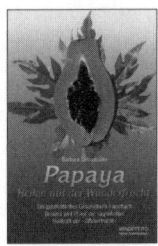

Barbara Simonsohn

Papaya – Heilen mit der Wunderfrucht
Ein ganzheitliches Gesundheits-Handbuch. Gesund und fit mit der sagenhaften Heilkraft der »Zauberfrucht«

Was die Naturvölker aller Erdteile bereits seit Jahrhunderten erfolgreich praktizieren, vermittelt uns die Erfolgsautorin Barbara Simonsohn in ihrem lebendig und anschaulich geschriebenen Gesundheits-Handbuch. Die »Wunderfrucht« Papaya ist beinahe ein Allheilmittel mit großem, entzündungshemmendem Wirkspektrum. Wissenschaftliche Forschungen bestätigen heute die Erfahrungsheilkunde in allen Punkten. Und weil Papaya, eines der bestverträglichsten Lebensmittel überhaupt, natürlich auch gekostet werden will, finden wir zahlreiche interessante Rezepte der Autorin für die Küche und Kosmetik. Wertvolle Tipps über gesunde Ernährung und Lebensweise runden das Buch ab. Ein A-Z-Teil ergänzt das Buch und macht es zu einem vorzüglichen Nachschlagewerk. Hier können wir erfahren, wie wir mit der Papaya gesund und fit werden und bleiben können.

216 Seiten · 978-3-89385-228-4 · www.windpferd.de.

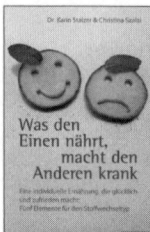

Dr. Karin Stalzer & Christina Szalai

Was den Einen nährt, macht den Anderen krank

Eine individuelle Ernährung, die glücklich und zufrieden macht: Fünf Elemente für den Stoffwechseltyp

In diesem Buch wird die chinesische Ernährungslehre erstmals um eine besonders für den westlichen Menschen wichtige Komponente erweitert: den individuellen Stoffwechseltyp. Er ist Indikator dafür, welche Nahrungsmittel und Nahrungskombinationen wir vertragen und erst wenn wir ihn definiert haben, macht es Sinn, die Prinzipien der Fünf-Elemente-Lehre anzuwenden.

Dr. Karin Stalzer und Christina Szalai verraten Tipps und Techniken für eine Ernährung nach Maß, die uns fit, ausgeglichen und vor allem gesund hält. Der Clou: 182 schmackhafte Rezepte auf Basis der chinesischen Ernährungslehre, die auch für Ungeübte leicht nachzukochen sind.

Ein ungewöhnliches und mitreißend geschriebenes Ernährungsbuch, das gleichermaßen Lust aufs Lesen wie auf lukullische Genüsse macht!

320 Seiten · 978-3-89385-540-7 · www.windpferd.de

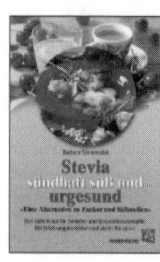

Barbara Simonsohn

Stevia – sündhaft süß und urgesund

Eine Alternative zu Zucker und Süßstoffen
Das süße Kraut für Genießer und Gesundheitsbewusste
Mit Erfahrungsberichten und vielen Rezepten

Hatten Sie bisher bei der Verwendung von Zucker auch immer ein schlechtes Gewissen? Dann können Sie nun aufatmen: Endlich ist es möglich, Süße unbeschwert zu genießen. Mit Stevia, dem Honigblatt aus den Hochebenen Paraguays, können Diabetiker, Menschen mit Unterzucker-Problemen, Übergewichtige und alle, die auf ihre Gesundheit (und die ihrer Kinder!) achten, auf natürliche und sogar gesundheitsförderliche Art süßen. Während Sie mit Stevia in Süßem schwelgen, führen Sie Ihrem Körper ganz nebenbei wichtige Mineralstoffe, Vitamine und Flavonoide zu, die Ihr Immunsystem stärken.

160 Seiten · 978-3-89385-310-6 · www.windpferd.de